DESENVOLVA UM CÉREBRO MAIS FELIZ

*A Neurociência e a Psicologia da Felicidade.
Aprenda Hábitos Simples e Eficazes para
Alcançar a Felicidade em sua Vida Pessoal,
Profissional e em seus Relacionamentos*

SOM BATHLA

www.sombathla.com

Um Presente para Você

Como uma forma de agradecimento por você estar tirando um pouco de seu tempo para ler meu livro, eu gostaria de lhe oferecer um presente:

Clique Abaixo para Baixar seu **Relatório Gratuito**

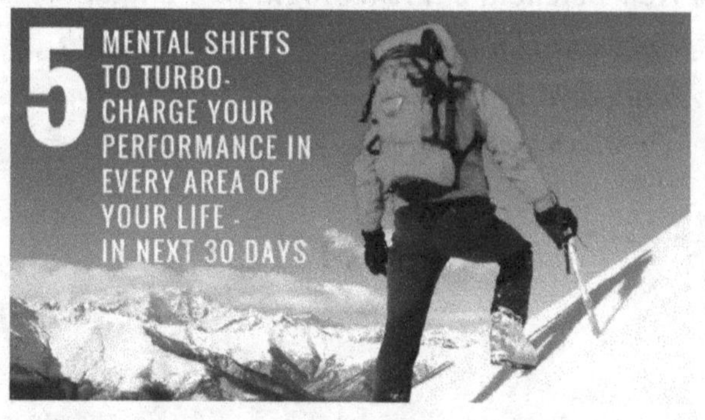

Aprenda 5 Mudanças Mentais Para Incrementar Seu Desempenho Em Todas As Áreas De Sua Vida – Nos Próximos 30 Dias!

Você também pode receber seu relatório GRÁTIS através da URL abaixo:

http://sombathla.com/mentalshifts

Sumário

Capítulo 1: Introdução

****

"Quando eu tinha 5 anos, minha mãe sempre me disse que a felicidade era a chave para a vida. Quando eu fui para a escola, me perguntaram o que eu queria ser quando crescesse. Eu escrevi "feliz". Eles me disseram que eu não entendi a pergunta, e eu lhes disse que eles não entendiam a vida."

~ John Lennon, Cantor, Fundador dos Beatles

A Felicidade Requer uma 'Mudança' de Pensamentos

Um grupo de cerca de 50 pessoas estava participando de uma convenção. De repente, o palestrante parou e decidiu realizar uma atividade em grupo; ele entregou um balão para cada pessoa. Os participantes receberam uma tarefa a cumprir. Cada um precisava escrever seu nome em seu balão utilizando um marcador.

Todos os balões foram recolhidos e colocados na sala vizinha. Deixaram que os participantes entrassem nesta sala e os pediram para encontrar o balão com seu nome nele. Eles receberam um limite de tempo de cinco minutos para completar o exercício. Todos buscaram freneticamente por seus nomes, esbarrando e empurrando uns aos outros, um completo caos. Ao final dos cinco minutos, com a exceção de poucos, ninguém conseguiu encontrar o balão com seu nome.

Em seguida, o palestrante modificou um pouco a tarefa. Desta vez, foi pedido para que cada um pegasse um balão aleatório e o entregasse para a pessoa cujo nome estava escrito nele. Em minutos, todos tinham seus próprios balões.

O que podemos aprender com esta história?

A moral da história é: todos buscam a felicidade ao seu redor, não sabendo onde ela está. Mas, caso você esteja ciente disto e concentre-se nas estratégias e fatores certos para alcançar a felicidade, ela estará ao alcance de todos e bem mais rápido do que imaginamos.

Em nossa busca pela felicidade, nos focamos primeiramente em fatores externos e acreditamos que nossa felicidade depende exclusivamente deles. Mas, na realidade, é apenas quando redefinimos e religamos nossos cérebros de forma diferente, quando desenvolvemos cérebros mais felizes, que a felicidade começa a nos cercar durante a maioria do tempo.

Antes de começarmos a desenvolver cérebros mais felizes, vejamos o que é um cérebro mais feliz.

Vamos dar uma olhada no Cérebro Mais Feliz

Todos já tivemos pessoas felizes ao nosso redor, apesar de não muitas ultimamente.

Como elas se parecem? Geralmente possuem um pequeno sorriso no rosto ou um sorriso de orelha a orelha; outras vezes, podem dar risadinhas, risadas ou gargalhadas, geralmente quando brincando com crianças ou se divertindo com sua família e amigos durante o jantar ou o happy hour.

Mas os rostos felizes e sorridentes são apenas resultados, e ver apenas estes resultados diminui a significância da programação interna que os gera. Existe muito mais acontecendo dentro de nossos cérebros para produzir a felicidade que depende de nossa programação interna ou da codificação do software de nossos cérebros. Diversos tipos de reações químicas dentro de nossos cérebros (falaremos mais sobre isto depois) criam estes sentimentos de alegria e felicidade.

Quando não estamos cientes desta codificação interna, erroneamente pensamos que estes resultados relevantes são gerados por fatores externos. Por exemplo, você pode pensar que a felicidade é gerada apenas por uma enorme conta bancária, carros e casas luxuosas ou comidas deliciosas. Isto acontece porque rostos felizes e coisas materiais são tangíveis. Você pode percebê-las fisicamente através de seus olhos e, portanto, na superfície, a felicidade aparenta ser gerada por estes fatores externos. Sim, fatores externos adicionam à felicidade, mas apenas por um curto prazo, e você logo acaba buscando algo mais – estes não proporcionam a felicidade eterna.

Você gostaria de ver como um cérebro mais feliz é por dentro?

Por que não olhar dentro do cérebro de alguém que é sempre descrito como a "pessoa mais feliz do mundo"?

Matthieu Ricard, um monge budista com Doutorado em genética molecular e, eventualmente, o braço direito do Dalai Lama, foi tema de intensos testes clínicos na Universidade de Winsconsin; como resultado dos quais é frequentemente descrito[1] como o homem mais feliz do mundo. Se você pesquisar pela "pessoa mais feliz do mundo" no Google, o nome dele aparecerá instantaneamente.

O psicólogo Dr. Daniel Goleman descreve como uma espera de três horas no aeroporto foi "passou em minutos apenas pelo puro prazer da aura de Matthieu", já que ele exala uma sensação de tranquilidade, bondade e – supreendentemente – humor.

Em 2012, como parte de sua pesquisa, o neurocientista Richard Davidson, um professor de psicologia e psiquiatria na Universidade de Winsconsin em Madison (e escolhido como uma das "100 Pessoas mais Influentes do mundo" pela revista Time), e seu time posicionaram 256 sensores no cérebro do monge e conduziram horas de ressonâncias

---

[1]
https://www.independent.co.uk/news/people/profiles/matthieu-ricard-meet-mr-happy-436652.html

magnéticas contínuas como parte de uma pesquisa em centenas de praticantes de meditação avançados acerca do impacto da meditação no cérebro humano[2].

Os exames mostraram que, ao meditar, **o cérebro de Ricard produz um nível de ondas gama** – aquelas associadas à consciência, atenção, aprendizado e memória – 'nunca reportado antes na literatura da neurociência', de acordo com Davidson. As ondas gama são associadas ao **"sentimento de bênçãos"** e geram um estado de alta concentração e altos níveis de funcionamento cognitivo. Neurocientistas acreditam que as ondas gama são capazes de conectar informações de todas as partes do cérebro.

Exames cerebrais revelaram que este monge francês possui uma 'capacidade anormalmente grande' de alegria. Estes exames mostraram uma atividade excessiva no córtex pré-frontal esquerdo, quando comparado ao seu lado direito, dando-lhe uma **capacidade anormalmente grande de felicidade e uma propensão à negatividade reduzida.**

---

[2] https://www.dailymail.co.uk/health/article-2225634/Is-worlds-happiest-man-Brain-scans-reveal-French-monk-abnormally-large-capacity-joy-meditation.html

Como você pode perceber, a alegria e a felicidade dentro de seu cérebro não advêm de fatores externos; mas sim, de sua programação interna, através da meditação e outras mudanças em seu estilo de vida. Ricard atribui seus extremos níveis de felicidade à suas profundas práticas de meditação.

A prática da meditação possui um papel essencial na melhora do bem-estar geral de um indivíduo. Ricard afirma que, após praticar regularmente por um mês, um indivíduo poderá perceber diversos benefícios, como a redução nos níveis de estresse e um aumento em seu bem-estar geral.

Mas eu e você não precisamos nos tornar monges para experimentar um nível elevado de alegria. Entendendo a psicologia e a neurociência da felicidade e implementando alguns hábitos simples, podemos desenvolver um cérebro bem mais feliz e que nos permitirá experimentar as mais elevadas dimensões e levar uma vida de qualidade.

Por Que Você Precisa de um Cérebro Mais Feliz no Mundo de Hoje?

Um cérebro mais feliz é necessário para o bem-estar geral de qualquer ser humano. Existem grandes benefícios que podem ser aproveitados em muitas áreas da vida, sejam elas pessoais, profissionais, em relacionamentos, entre outros, através do entendimento da psicologia e da neurociência da felicidade e da implementação de certos hábitos, os quais iremos entender em maiores detalhes neste livro.

Em seu livro "Seja mais feliz", Tal Bem-Shahar descreve a "felicidade" como a maior moeda da vida humana. Ele diz, *"Um ser humano, como uma empresa, arrecada lucros e sofre perdas. Para um ser humano, contudo, a maior moeda não é o dinheiro, nem nenhuma outra medida externa, como fama, riqueza ou poder. A maior moeda do ser humano é a felicidade."*

De fato, em todas as áreas de nossas vidas, a felicidade gera um grande número de produtos derivados positivos que a maioria de nós ainda não tirou um tempo para entender. Quando estamos mais felizes, não apenas experimentamos mais alegria, contentamento, amor, orgulho e júbilo, mas também melhoramos outros aspectos de nossas vidas: nossos **níveis de energia**, nossos **sistemas imunológicos**, nosso **engajamento no trabalho** e com outras pessoas, e nossa **saúde física e mental**. Também fortalecemos nossa **autoconfiança** e **autoestima**; começamos a acreditar que temos valor, desenvolvemos autocompaixão e nos sentimos merecedores de respeito.

Tornando-nos mais felizes, não **melhoramos apenas a qualidade de nossas vidas**, mas também compartilhamos os benefícios desta felicidade com nossos parceiros, famílias, comunidades e com toda a sociedade.

Segue uma rápida lista da variedade de benefícios que o desenvolvimento de um cérebro mais feliz oferece aos seres humanos:

- Melhora a frequência cardíaca
- Combate o estresse de forma mais eficiente
- Cria um sistema imunológico mais forte
- Cria um estilo de vida mais saudável
- Reduz a dor
- Aumenta a longevidade
- Leva à melhor tomada de decisões e solução de problemas
- Melhora a produtividade individual e em equipe
- Melhora as habilidades de atendimento ao cliente
- Te ajuda a ser mais produtivo e a, consequentemente, ganhar mais

Sua Felicidade está em suas Mãos

"A felicidade não é algo pronto. Ela vem de seus próprios atos."

~ Dalai Lama

A felicidade não é nada além de um estado emocional de prazer, como qualquer outra emoção de medo, raiva, amor, etc. O maior desejo de qualquer ser humano é viver num estado de constante prazer e este desejo prevalece desde o momento que ele/ela nasce neste planeta. Ninguém quer passar pelas dores da vida e todos querem sentir mais e mais prazer.

Tony Robbins, famoso palestrante motivacional e estrategista, afirma que todos os nossos comportamentos e ações são influenciados por dois motivos, evitar a dor ou aumentar o prazer. O que quer que você faça na vida, a principal motivação por trás desta atividade não pode ser outra além da redução de sua dor ou aumento de seus níveis de felicidade.

Alguém poderia dizer que todos os desenvolvimentos tecnológicos servem apenas para aliviar nossa dor e aumentar nosso prazer. A ciência médica e a indústria farmacêutica foram criadas para aliviar a dor. Todas as invenções, como o avião, os smartphones ou a televisão, foram criadas para aumentar nossos níveis de conforto ou para nos proporcionar uma experiência de vida mais interessante.

O ponto essencial é que **agimos apenas visando trazer mais felicidade** para nossas vidas. A qualidade do direcionamento de nossas ações pode ser falha e podemos precisar de alguma orientação, mas alcançar a felicidade está em nossas mãos. A felicidade é uma escolha. Ela depende das ações ou comportamentos que temos em nossas vidas.

Regra dos 40% de Felicidade

Sonja Lyubomirsky, autora do livro "A Ciência da Felicidade", sugere que podemos controlar significativamente nossos níveis de felicidade com base nos valores de vida que adotamos, nas nossas atitudes ou perspectivas em relação a uma situação externa e nos hábitos que desenvolvemos para automatizar certos tipos de comportamento.

O estudo "Felicidade é um Fenômeno Estocástico", realizado por David Lykken e Auke Tallegen da Universidade de Minnesota[3],

---

[3] https://mctfr.psych.umn.edu/research/happiness.html

mostra que 50% da nossa felicidade depende de nossos marcadores genéticos, e não podemos mudar isto.

Em seguida, entram nossas circunstâncias de vida, tais como nível de educação, estado civil, etc.: estes fatores contribuem com apenas 10% de nossos níveis de felicidade. O dinheiro pode reduzir sua dor física, mas não pode livrá-lo de sua tristeza. O dinheiro pode definitivamente ajudá-lo a superar seus desconfortos físicos e colocá-lo em uma situação mais confortável, mas não pode livrá-lo de desconfortos mentais.

Os **40% restantes** representam a forma que você se comporta, age e como você é influenciado por circunstâncias externas. O que você precisa lembrar é que 40% dos fatores que controlam sua felicidade estão sob seu controle. Isto quer dizer que você pode começar a mudar sua vida, sem culpar o resto do mundo ou sua situação. Consequentemente, sua felicidade está em suas mãos. Você apenas precisa escolher os melhores caminhos possíveis para começar a seguir na direção certa, e este é o objetivo deste livro.

Mas Você Precisa Estar Disposto a Trabalhar

Tudo o que é importante requer trabalho. Para conquistar qualquer coisa importante na vida –

aprender uma profissão, dominar um esporte ou criar um filho, por exemplo – é preciso uma grande quantidade de esforço. Mas, quando se trata de dominar nossa vida mental ou emocional, achamos difícil aplicar estes mesmos princípios. Sem realizar nenhum esforço, podemos dar sorte às vezes, mas esta não é a melhor forma de retomar o controle de sua vida.

Você não pode contar apenas com a sorte, seja para obter o sucesso no mundo material ou para vencer o jogo mental. Pense na quantidade de tempo, esforço e comprometimento que muitas pessoas devotam ao exercício físico, seja indo para a academia, correndo, fazendo kickboxing ou yoga. Da mesma forma, se você almeja a felicidade, precisa agir de acordo.

Resumindo, alcançar uma felicidade duradoura requer mudanças pequenas, difíceis e permanentes que exigem esforço e comprometimento todos os dias de sua vida. A busca pela felicidade requer trabalho, mas considere que este trabalho pode ser o mais gratificante que você fará para ter uma vida mais rica e edificante. Agora, você está pronto para mergulhar neste livro?

Permita-me fazer uma rápida introdução sobre o que você encontrará aqui.

O Que Você Aprenderá Com Este Livro

O objetivo deste livro é te ensinar a desenvolver um cérebro mais feliz. Esta é a minha humilde tentativa de te ajudar a alcançar este estado elusivo que chamamos de felicidade. Primeiramente, veremos as causas de infelicidade mais comuns. Então, examinaremos os aspectos psicológicos e as mais diversas teorias sobre a felicidade, bem como o papel da neurociência na criação da felicidade. Por fim, aprenderemos sobre os hábitos pessoais, profissionais e relacionais criados para tornar sua vida mais feliz e satisfatória.

Espero que goste de ler este livro e, o mais importante, que implemente alguns dos hábitos positivos que considerar úteis.

Vamos começar aprendendo os principais motivos pelos quais as pessoas não estão felizes hoje em dia.

Capítulo 1: Informações Principais

A felicidade depende do que acontece em seu cérebro. Se você desenvolver um cérebro mais feliz, isto irá não só **melhorar sua saúde física e mental**; mas você também alcançará um maior **sucesso financeiro** e uma **carreira gratificante**.

A felicidade é a **moeda de sua vida**, da mesma forma que o dinheiro é a moeda de qualquer negócio. Seu principal objetivo deve ser aumentar seus níveis de felicidade, enquanto busca alcançar seus objetivos. Sua felicidade não precisa depender de eventos externos. Você também pode **escolher criar felicidade** em sua vida, mas precisa se esforçar para isto.

Isto exige mudanças pequenas, difíceis, permanentes e que requerem esforço e comprometimento todos os dias de sua vida. É **preciso trabalhar para seguir a jornada da felicidade**, mas considere que este trabalho pode ser o mais gratificante que você fará para ter uma vida mais rica e edificante.

Capítulo 2: Principais Motivos Pelos Quais As Pessoas Não Estão Felizes Atualmente

****

"A principal causa da infelicidade nunca é a situação, mas seus pensamentos sobre ela."

~ Eckhart Tolle

Havia um menino cuja família era muito rica. Um dia, seu pai o levou numa viagem para um país pobre, pois ele queria que seu filho visse como as pessoas pobres vivem. Então, eles chegaram na fazenda de uma família muito pobre. Passaram alguns dias por lá. Ao retornarem, o pai perguntou ao seu filho se ele havia gostado da viagem.

"Foi ótima, pai!" respondeu o menino. "Você viu como as pessoas pobres vivem?" perguntou seu pai. "Sim, eu vi," disse o menino. O pai pediu a seu filho para descrever o que ele percebeu na viagem. Isto foi o que o filho respondeu: *"Bom, nós só temos um cachorro, eles têm vários. No nosso jardim, temos uma piscina, mas eles têm um rio sem fim. Temos várias luzes, mas eles têm as estrelas sobre suas cabeças todas as noites. Nós temos um quintal, eles têm todo o horizonte. Nós temos um pequeno pedaço de terra, enquanto eles têm campos sem fim. Compramos comida, eles plantam sua própria. Temos uma grande cerca para proteger nossa propriedade, mas eles não precisam disso, pois seus amigos os protegem."* O pai ficou atordoado. Não podia dizer uma palavra. Então, o menino acrescentou: "Obrigado pai, por me permitir ver o quão pobre somos."

Esta história mostra que a verdadeira felicidade não pode ser mensurada apenas pelos parâmetros da riqueza material. Amor, amizade e liberdade também desempenham um grande papel em sua criação.

Deixe-me esclarecer algo; não sou contra ter muito dinheiro e tentar obter a vida de seus sonhos. Mas aí é que está. Claro, o dinheiro pode comprar coisas que geram felicidade. Você pode ter comida, boas roupas, uma casa grande, entre outros, e o dinheiro pode comprar tudo isto para você, mas o problema surge quando você pensa que o dinheiro é a única coisa que contribui para sua felicidade.

Na verdade, um estudo[4] foi conduzido em 2010, na Universidade Princeton, para avaliar a influência da renda na felicidade das pessoas. Os resultados foram surpreendentes, pois o estudo mostrou que uma renda anual de $75,000 era considerada referência para a felicidade. Quanto mais abaixo desta referência a renda anual de uma pessoa cai, mais infeliz ele/ela se sente. Mas, caso ela ganhe mais que esta referência de $75,000, isto não adiciona mais felicidade na mesma proporção.

Este estudo foi realizado há uma década (e estes números podem ter aumentado um pouco), mas o que quero dizer é que, além de certo nível de renda, o dinheiro não aumenta a felicidade de um indivíduo da mesma forma.

Dinheiro proporciona felicidade quando tê-lo significa que você não precisa batalhar por suas necessidades básicas. Os dados modernos[5] do índice de felicidade mundial mostram que os países de primeiro mundo como um todo possuem uma classificação mais alta no índice de felicidade quando comparados com países de terceiro mundo.

---

[4] http://wws.princeton.edu/news-and-events/news/item/two-wws-professors-release-new-study-income%E2%80%99s-influence-happiness

[5] https://countryeconomy.com/demography/world-happiness-index and https://en.wikipedia.org/wiki/World_Happiness_Report

Mas estamos falando sobre a **felicidade individual**. Estamos falando sobre a sua felicidade e a minha, portanto, tirar uma média das milhões de pessoas que vivem em um determinado país não é algo que se deve confiar quando se tratando de seu nível pessoal de felicidade.

Você pode estar vivendo em um país pobre, mas, com um cérebro mais feliz, você ainda pode viver uma vida alegre e abundante. Outra pessoa pode estar vivendo no país mais rico do mundo, mas, graças à falta de um cérebro engenhoso, ele ou ela pode acabar levando uma vida de decepções e miséria.

Neste capítulo, analisaremos os motivos mais comuns pelos quais as pessoas são infelizes no mundo de hoje. Esta não é uma lista de razões muito abrangente, já que existem bilhões de pessoas com diferentes conhecimentos, experiências de vida e muitas outras circunstâncias. Você pode ter seus próprios motivos, mas, no geral, estes irão se encaixar de alguma forma nos motivos mais comuns listados abaixo.

Comparações Desnecessárias Sem Conhecer A Jornada Do Outro

Sempre que vemos alguém mais bem-sucedido e famoso que nós, pensamos, "Uau. Algumas pessoas têm tudo. Eu realmente queria que minha vida fosse assim! Eu tenho tantos problemas." E então listamos o que não temos e o que a outra pessoa tem, seja um relacionamento, uma carreira melhor ou mais coisas materiais. Esquecemos algo muito importante – estamos comparando nossas vidas 'inteiras' com o resumo da vida de outro indivíduo, onde apenas vemos as coisas boas, legais e interessantes. Não prestamos atenção nas coisas pelas quais o outro deve ter passado para alcançar certo nível de sucesso.

O sucesso que vemos é apenas a ponta do iceberg. Vemos apenas sua boa vida e presumimos que ele/ela recebeu tudo de mão beijada. Mal sabemos as dificuldades que o indivíduo teve de enfrentar para alcançar certo nível de sucesso. Vemos uma pessoa ganhando uma medalha de Ouro nas Olimpíadas e nunca paramos para pensar sobre o trabalho que teve para alcançar este objetivo. Não refletimos sobre o processo árduo de anos de treino e os dias e noites de suor e lágrimas para ganhar aquele prestigioso prêmio por uma incrível performance de apenas alguns segundos ou minutos.

Daley Thompson, o famoso atleta Britânico que ganhou a medalha de Ouro no Decatlo em ambas as Olimpíadas de Moscou, em 1980, e Los Angeles, em 1984, desempenhou um importante papel na redefinição do manual de treinamento para atletas.

Deixe-me perguntar sobre a primeira coisa que te vem à cabeça quando mencionam a palavra Natal. Certamente, quase todo mundo pensa em comemorações com a família e amigos, ou talvez sobre os presentes que recebemos. Gostaria de arriscar um palpite sobre a rotina de Daley Thompson neste dia? Então, ele treinou durante todo o Natal para poder ter uma vantagem sobre seus oponentes! Não apenas isto, mas ele criou uma cultura onde toda uma nova geração de atletas e treinadores agora considera treinar no Dia de Natal algo completamente normal.

Frequentemente, no mundo esportivo supercompetitivo de hoje em dia, onde a margem entre vitória e derrota é muito pequena, cada hora extra, até cada minuto de treinamento pode ser a diferença entre vitória e derrota.

Aqui está a prova: Na final dos 100 metros Masculino da Olimpíada de 2016[6] no Rio de Janeiro, o lendário Usain Bolt ganhou a medalha de ouro em apenas 9.81 segundos. Travyon Bromell, o homem que chegou em último lugar (ou em oitavo), chegou em 10.06 segundos! A diferença entre o vencedor e o último lugar foi de meros 0.25 segundos.

---

[6] https://www.bbc.com/sport/olympics/rio-2016/results/sports/athletics/mens-100m

Quem disse que o sucesso vem facilmente? O sucesso de Daley Thompson veio de mão beijada? Travyon Bromell terminou em último na final dos 100 metros nas Olimpíadas de 2016. Ele era preguiçoso? Não treinou duro? Pergunte a si mesmo: Que lições podemos aprender com os exemplos acima? Tudo o que vemos é o sucesso final, não o esforço e as batalhas pelo caminho. Há um preço a ser pago pelo sucesso, e comparar sua vida com aquela de outros sem saber disto e sem estar disposto a pagar o preço que eles pagaram é, por si só, a receita da infelicidade.

A Personalidade Artificial que Você Alimenta no Mundo Online

Na era digital de hoje, as pessoas são constantemente expostas ao que outros postam em suas redes sociais. Antigamente, antes da invasão das mídias sociais, comparávamos nossas posses no mundo offline, como carros, casas e extratos bancários, com outros, especialmente família e amigos. Agora, não comparamos nossas vidas sociais e posses apenas com nossa família e amigos, mas também com as celebridades, ricos e famosos, mas há uma dimensão completamente nova. Ela pode ser chamada 'mantendo uma personalidade online.' Esta personalidade online é criada apenas para se exibir para o que chamamos de 'amigos online', que, geralmente, são apenas isto, "amigos online."

Normalmente, a maioria deles possui pouca ou nenhuma conexão conosco no mundo real. E o critério pelo qual tantos de nós nos comparamos com os outros pode ser algo tão arbitrário quanto o número de curtidas que recebemos numa foto postada versus o números de curtidas que nossos amigos online receberam. Isto nos afeta da seguinte maneira: para conseguir tirar aquela foto perfeita nas férias para postar nas redes sociais, esquecemos completamente de viver o momento.

Com o mundo virtual a um clique de distância, elevamos a arte de comparar as vidas que levamos a um nível perigoso!

> *"Você já viu um cavalo infeliz? Você já viu pássaros deprimidos? Um motivo pelo qual os pássaros e cavalos não são infelizes é porque eles não estão tentando impressionar outros pássaros e cavalos."*
>
> *~ Dale Carnegie*

Lembro-me de conversar com uma de minhas amigas, que admitiu não se sentir bem quando qualquer uma de suas postagens recebia menos de 100 curtidas; ela lidava com isto atualizando suas postagens repetidamente a cada poucos minutos. Outra amiga uma vez me perguntou por que eu não curtia suas fotos. Eu não queria admitir para ela o que sentia: Se eu não gostava de suas imagens, porque deveria 'curti-las'?

Quando dependemos de outros para nos sentirmos bem, especialmente nas redes sociais, damos a eles o controle de nossas vidas e apenas nos tornamos felizes quando eles pressionam um botão.

Associação com Pessoas Negativas

Somos conhecidos pelas companhias que mantemos. Se nos cercarmos de pessoas positivas, sua positividade passará para nós. Como Jim Rohn disse, *"Você é a média das cinco pessoas com quem passa mais tempo"*. Em contrapartida, o mesmo é válido se nos cercarmos de pessoas negativas. Pessoas reclamonas são exatamente isto: sugadoras de energia. Elas focam constantemente em tudo que há de negativo no mundo, sejam as pessoas ou o ambiente em geral. Elas precisam apenas de uma desculpa para reclamar. Elas reforçam todas as ocorrências negativas, constantemente reclamando e provocando.

Não estou dizendo que não devemos oferecer um ouvido a alguém que está passando por uma fase ruim. É bom ter compaixão, mas, ao mesmo tempo, é imprescindível estabelecermos limites. Uma coisa é se solidarizar com alguém que está passando por uma fase ruim. Outra coisa completamente diferente é ouvir pessoas negativas que reclamam o tempo todo.

Se um carro ou caminhão estivesse emitindo gases venenosos, você não ficaria por perto inalando estes gases, não é mesmo? Você deve sair de perto, e deve fazer o mesmo com reclamadores crônicos.

Não Deixar o Passado para Trás

Sua mente frequentemente volta para o passado, principalmente para ocasiões desagradáveis? Desta forma, você guarda rancores e desperdiça energia preciosa que poderia ser utilizada efetivamente em coisas mais produtivas e positivas. Guardar rancores ou desafetos pode ser comparado a beber veneno e esperar que a outra pessoa morra. Ficar preso no passado não faz bem a ninguém, muito menos a você, acabando por desenvolver emoções tóxicas. No final das contas, você acaba prejudicando mais a si mesmo que a outras pessoas. Para seu próprio bem, deixe toda a amargura e ressentimento de lado. O perdão é um sinal de força e maturidade, não de fraqueza.

Falta de Família e Amigos

Seres humanos, por natureza, possuem a necessidade de buscar e manter relacionamentos significativos. Se ficamos isolados e não temos família e amigos nos quais podemos contar, a falta de relações sociais pode se tornar um dos maiores motivos de infelicidade. Todos precisamos de pessoas próximas com as quais podemos desabafar, que nos apoiam e com quem podemos fazer coisas juntos. Quanto mais egoístas somos, mais estreitas são nossa perspectiva e visão.

Estudos mostram que permanecer em isolamento e ter poucas conexões sociais leva à infelicidade. Diversos estudos verificaram a ligação entre as conexões sociais e o bem-estar e todas constataram que um prevê o outro. Um dos mais conhecidos, um estudo de Harvard[7] que seguiu pessoas por um longo período de 80 anos, descobriu que pessoas com conexões sociais mais fortes são mais saudáveis e felizes. A conexão social, ao longo do tempo, era a variável chave que previa felicidade e longevidade.

---

[7] https://news.harvard.edu/gazette/story/2017/04/over-nearly-80-years-harvard-study-has-been-showing-how-to-live-a-healthy-and-happy-life/

Ver o Mundo Apenas por sua Própria Perspectiva

Sejamos realistas. A vida pode ser injusta e, em inúmeras ocasiões, sem qualquer justificativa. Sua opinião pode significar muito para você e seus ideais podem parecer o manual perfeito para a resolução dos problemas no mundo.

Bom, a realidade é bem diferente. Primeiro, as pessoas discordarão de suas crenças, valores e ideias. Lembre-se, elas também têm suas próprias crenças, valores e ideias. Não importa quem está certo ou errado. As mesmas pessoas que você espera que se adequem ao seu sistema de crenças e ideias esperam o mesmo de você e dos outros. Muitas delas se sentem tão frustradas quanto você e, algumas vezes, até mais, pois o mundo não se adequa ao prisma pelo qual 'elas' o veem. Sempre que sentir raiva e frustração, quando o mundo não estiver de acordo com seus valores e ideias, lembre-se de que são necessários todos os tipos de pessoas para compor este mundo.

Um dos céticos e pensadores críticos mais conhecidos do mundo, Michael Shermer, autor de "Cérebro e Crença", afirmou corretamente o motivo pelo qual as pessoas acreditam em algo. Ele coloca desta forma:

"Construímos nossas crenças por várias e diferentes razões subjetivas, pessoais,

emocionais e psicológicas, em contextos criados pela família, por amigos, colegas, pela cultura e a sociedade. Uma vez consolidadas essas crenças, nós as defendemos, justificamos com uma profusão de razões intelectuais, argumentos convincentes e explicações racionais. Primeiro surgem as crenças e depois as explicações."

Falta de Gratidão

Devemos sempre nos lembrar que não podemos ter tudo na vida. E, de fato, nem precisamos ter tudo para vivermos vidas felizes. Frequentemente, é a falta de simplicidade que nos impede de sermos gratos por todas as coisas que já temos. Podemos ser gratos por algo tão simples quanto acordar pela manhã. Afinal, muitas pessoas não acordaram vivas hoje! É uma tendência humana achar que algo estará sempre lá; estas são, geralmente, as coisas mais importantes.

Nossa enorme lista de coisas que queremos é um poço sem fundo que, por vezes, tende a sair do controle. Exemplos disto são carros mais caros, casas maiores, roupas de marca, entre outros. Continuamos buscando coisas que não, necessariamente, trazem mais felicidade.

Novamente, deixe-me ser claro. Não sou contra o sucesso material; pelo contrário, sou muito a favor. Mas, minha filosofia é não adquirir bens materiais apenas para possuí-los. O dinheiro é uma forma de troca de valores. Então, trabalhe para se tornar o tipo de pessoa que pode gerar tal valor. Use o dinheiro como uma métrica para medir o valor que você traz para o mundo.

Além disto, a jornada de sua vida deve ser vista por duas lentes simultâneas. Você deve olhar para o que tem e ser grato, pois a maioria das pessoas no planeta não possuem nem isto. Não sei qual é a sua renda pessoal, mas, mesmo assim, garanto que a maioria das pessoas lendo este livro está entre os 95% mais rico da população.

Veja você mesmo; vá ao site http://www.globalrichlist.com. Insira sua renda anual e ele te dirá onde você se encaixa em termos de renda. Caso você tenha um emprego fixo ou gerencie um pequeno negócio com uma renda considerável, há uma grande chance de você estar entre os 5% (ou até mesmo 1%) mais ricos do mundo, de uma perspectiva material. Isto significa que você está bem melhor que os 95% restantes da população.

Assim, você deve ser grato pelo que tem. Se você tem uma boa saúde, uma família saudável e uma quantia de dinheiro razoável para viver bem, você já é mais abençoado que 95% da população mundial. Mas ser grato pelo que tem não significa ficar parado e não fazer nada para melhorar sua vida. Ser grato não que dizer letárgico e preguiçoso, não almejar crescer. Enquanto sendo grato, você precisa explorar todo o seu potencial e florescer. Como você aprenderá num próximo capítulo, este crescimento é uma das necessidades mais importantes para a satisfação de um ser humano.

Aprenderemos mais adiante neste livro sobre como desenvolver os músculos da gratidão.

Qual é o Seu Nível de Felicidade?

Você quer saber o quão feliz você é? Quer testar seus níveis de felicidade?

Martin Seligman, conhecido como o pai da psicologia positiva (juntamente com pesquisadores da Universidade da Pensilvânia) criou alguns testes para medir seu nível geral de felicidade. Estas medições mostrarão seu nível de felicidade comparado ao de outras pessoas em sua faixa etária, gênero, nível de educação, localização, etc.

Você pode verificar seu Nível Geral de Felicidade clicando neste link. Você só precisa se cadastrar (é grátis) na Penn University para realizar os testes:

https://www.authentichappiness.sas.upenn.edu/questionnaires/general-happiness-scale

Além disto, caso queira fazer o 'Inventário da Felicidade' desta última semana, você pode fazer sua avaliação através deste site.

https://www.authentichappiness.sas.upenn.edu/questionnaires/authentic-happiness-inventory

Espero que você obtenha boas notas. Vá em frente e faça sua avaliação; esperarei você aqui e então seguiremos para o próximo capítulo, onde iremos nos aprofundar na psicologia humana da felicidade e nas populares teorias que a cercam.

Capítulo 2: Informações Principais

Claramente, o dinheiro desempenha um importante papel em sua felicidade; mas você está cometendo um grande erro ao enxergar o dinheiro como o único fator contribuinte para sua felicidade. Além da falta de dinheiro, existem diversos motivos pelos quais a maioria das pessoas não é feliz hoje em dia. Aqui estão alguns dos motivos mais comuns.

- **Comparações desnecessárias** com outros sem conhecer sua jornada: Se você não está disposto a pagar o preço que outros pagaram, não se compare; você estará apenas atraindo a infelicidade.

- Manter uma **personalidade artificial online**: Viver uma vida inautêntica apenas te trará mais estresse.

- Associação com **pessoas negativas**: Elas sugam toda a energia e felicidade de dentro de você.

- **Arrependimento** contínuo: Você não pode dirigir rapidamente se continuar olhando pelo retrovisor.

- **Falta de Família e Amigos**: Os seres humanos foram feitos para viver em comunidade com outros. O isolamento social também pode causar doenças.

- Ver o mundo apenas por sua **própria perspectiva**: Nenhum homem é uma ilha; amplie seus horizontes entendendo as perspectivas alheias.

- **Falta de Gratidão**: Se você não é grato pelo que tem, qual a probabilidade de se tornar mais feliz quando tiver ainda mais? Desfrute do que tem enquanto busca o que quer.

Capítulo 3: Como Funciona a Psicologia da Felicidade

****

"Muito pouco é necessário para fazer uma vida feliz; está tudo dentro de si mesmo em sua forma de pensar."

~ Marco Aurélio

Pessoas nos Estados Unidos e na maior parte do mundo amavam esta pessoa. Ele começou sua carreira como comediante em São Francisco e Los Angeles nos anos 70 e estabeleceu-se como um ícone de sucesso através de seu programa, o *San Francisco's Comedy Renaissance*. Ele atingiu o auge de sua fama através de seu programa de comédia, *Mork and Mindy*.

Mas ele não parou na comédia. Ele também se desafiou a ganhar um Oscar por sua atuação em filmes. Ele ganhou o Oscar em 1997 e, além disto, durante toda a sua carreira, ganhou dois Emmys, sete Globos de Ouro e quatro Grammys, entre outros[8].

[8] https://en.wikipedia.org/wiki/Robin_Williams

Sim, estou falando de Robin Williams, estrela da comédia. Ele conquistou de tudo; tudo que decidia conquistar, emergia como um homem de sucesso – na televisão ou em filmes, ele deixou sua marca na indústria. Ele era um mestre na ciência da conquista. Mas, surpreendentemente, ele se suicidou por enforcamento em sua casa em 2014, um acontecimento que chocou o mundo inteiro.

Tony Robbins disse, em um de seus vídeos[9], que em todos os seus eventos ao redor do mundo, na Austrália, Pequim, Tóquio, Estados Unidos ou no Brasil, sempre que ele perguntava às pessoas se elas amavam Robin Williams, 98-99% das pessoas levantava as mãos. Ele possuía dezenas de milhões de fãs ao redor do mundo que apreciavam a alegria que espalhava. Então Tony afirmava o seguinte: "Este homem (Williams) fez o mundo inteiro rir com alegria, exceto a si mesmo."

Apesar de possuir enorme sucesso em sua vida, Williams acabou morrendo de depressão; tirando sua própria vida. Ele era extremamente bem-sucedido, mas a forma com que tirou sua própria vida mostra que o sucesso não pode dar lhe dar significado ou satisfação.

---

9 https://www.inc.com/video/tony-robbins-why-success-without-fulfilllment-is-the-ultimate-failure.html

Diferentes percepções sobre seu suicídio foram expressadas por pessoas ao redor do mundo, alguns dizendo que ele tomou esta trágica decisão sob a influência de uma grave depressão e de uma doença mental. Por outro lado, pessoas como Tony Robbins, enquanto elogiam Williams por ter sido um bom homem, aclamado pelo mundo inteiro, dizem que Williams precisou tirar sua própria vida porque não conseguiu encontrar satisfação o suficiente em seu sucesso para, finalmente, viver uma vida feliz.

Sem entrar muito nas controvérsias acerca de seu suicídio, a mensagem que podemos tirar de sua história é que o sucesso material não garante satisfação ou propósito à vida de alguém.

Já falamos bastante sobre o que não leva à felicidade. Agora, vamos começar a explorar os fatores que levam à **verdadeira felicidade** em nossas vidas. Neste capítulo, discutiremos algumas teorias psicológicas sobre a felicidade, para que possamos entender como a evolução destas teorias pode nos ajudar a entender diferentes os parâmetros de felicidade.

Você pode se perguntar: Por que precisamos explorar estudos psicológicos sobre a felicidade? Por que não entrar de uma vez no "como" ser feliz?

Porque nossa mente lógica frequentemente atrapalha a implementação de algumas práticas se não nos convencermos dos argumentos lógicos por trás de algo. Podemos nos concentrar e implementar melhor as instruções quando possuímos um entendimento lógico das justificativas por trás de diferentes abordagens.

A psicologia, como tópico de estudos, não é nada mais que um **estudo científico da mente humana e de suas funções,** especialmente aquelas que afetam o comportamento em um determinado contexto. Vamos começar com alguns antecedentes.

De fato, o homem pondera sobre como alcançar a felicidade desde o início dos tempos. A felicidade vem sendo tópico de discussões desde a Grécia Antiga. Existiam dois aspectos ou conceitos de felicidade. São eles: **Hedonia** (palavra Grega que significa 'condição de prazer' ou alegria) e **Eudaimonia** (palavra Grega que significa 'crescimento ou prosperidade humana': o sentimento de uma vida bem vivida).

Aristipo, um filósofo Grego do século IV a.c., afirmou que a felicidade é a soma dos momentos hedônicos da vida. O prazer hedônico é um estado onde um indivíduo se sente relaxado, sente-se **distanciado de seus problemas** e pode se dizer 'feliz' (Ryan e Deci,

2001). O hedonismo defende que uma **vida feliz possui ligação com a maximização das emoções de prazer** e a minimização da dor. Uma pessoa feliz é alegre e sorri bastante, com muitos episódios de intenso prazer e poucos episódios de dor.

Em contrapartida, outro filósofo Grego, **Aristóteles**, argumentava que, devido à capacidade de raciocínio única do homem, o prazer por si só não nos faria alcançar a felicidade – pois animais são condicionados a buscar o prazer e o homem possui uma capacidade bem maior que a dos animais. As teorias Eudaimônicas de felicidade afirmam que, em vez da busca pelo prazer, a felicidade é o resultado do desenvolvimento de forças e virtudes individuais. Ao buscar a felicidade, o fator mais importante é a 'virtude' – em outras palavras, a pessoa deve possuir um bom caráter. A Eudaimonia era, segundo Aristóteles, **"atividade que expressa virtude"** e que, portanto, levará a uma vida feliz.

Portanto, a felicidade engloba dois aspectos inseparáveis: hedonia (prazer dos sentidos e efeitos positivos) e eudaimonia (prazer da razão: viver bem e seguir bem, apreciações cognitivas de significado e satisfação com a vida).

Durante nossos tempos, ou durante o que chamamos de história moderna, foram realizadas pesquisas, estudos e análises sobre a psicologia da felicidade. Isto levou ao desenvolvimento de uma variedade de teorias científicas sobre o assunto. De fato, estas diferentes teorias se transformaram nos últimos anos.

Sigmund Freud, um neurologista Austríaco, propôs o conceito de psicanálise. A psicanálise enfatiza conflitos subconscientes e traumas de infância e seus impactos no desenvolvimento de traços de personalidade e problemas psicológicos. O objetivo da psicanálise é trazer à tona o que existe num nível inconsciente ou subconsciente, e ela é comumente usada para tratar depressão e distúrbios de ansiedade.

No início do século XX, as pesquisas psicológicas eram primeiramente focadas em doenças mentais; os pesquisadores buscavam entender a depressão, a esquizofrenia e outros aspectos negativos do comportamento humano. Isto continuou até a introdução do conceito de psicologia positiva por Martin Seligman, também conhecido como "Pai da Psicologia Positiva' e seu mais renomado defensor. Como Presidente da Associação Americana de Psicologia, ele foi contra a ênfase da psicologia na escassez e na doença. De fato, na psicologia positiva, ele destacou a igual importância de ajudar pessoas a crescer além do normal e criou o termo "Positivo".

O foco nas doenças mentais permitiu que os humanos levassem alguém de -9 a -3 a 0 através da psicoterapia, mas, segundo Seligman, estava na hora de levar alguém de 0 a +3 a +9. Esta foi uma **enorme mudança no conceito de doença mental, focando em melhorar a saúde mental**.

Não quero bombardeá-los com um monte de teorias psicológicas; quero me ater apenas ao necessário para que você entenda melhor o conceito. Isto porque, segundo o feedback que recebi de meus leitores, eles preferem meus livros pela da forma como sintetizo as informações relevantes e como os dou conselhos úteis. Contudo, também entendo que alguns leitores gostam realmente de se aprofundar nos detalhes das teorias relacionadas ao assunto e, para tais leitores, os rodapés poderão ajudá-los a mergulhar no assunto tanto quanto desejarem.

Portanto, vamos falar rapidamente sobre a abordagem de Martin Seligman para alcançar a felicidade autêntica e como ele finalmente concluiu sua teoria sobre o bem-estar humano.

Felicidade Autêntica e Bem-Estar

Em seu livro de 2002, "Felicidade Autêntica", Martin Seligman afirmou que existem **três orientações distintas** de felicidade, são elas: (1) a Vida **Agradável** ou prazerosa, (2) a **Boa** Vida ou engajamento, e (3) a Vida **Significativa**. Enquanto os dois primeiros critérios são subjetivos por natureza, o terceiro é, pelo menos, parcialmente objetivo e examina o que é mais significativo que apenas atender aos próprios prazeres e desejos.

Enquanto as três orientações de felicidade era uma boa teoria, em menos de 10 anos, em 2011, Seligman desapegou-se da mesma e revelou seu **novo modelo**, conhecido como PERMA, que adicionava mais duas novas dimensões às três orientações de felicidade anteriores. São elas: Realizações e Relacionamentos Positivos.

O modelo PERMA também é conhecido como a **teoria do bem-estar**, tendo o bem-estar, e não a felicidade, como foco principal da psicologia positiva, enquanto, na teoria da felicidade autêntica, a felicidade é o foco principal.

Esta teoria é composta por cinco elementos principais, com cada um desempenhando um papel no bem-estar do indivíduo:

P- Emoções Positivas (*Positive Emotions*): Se sentir bem, otimismo, prazer e alegria.

E- Engajamento (*Engagement*): Baseado na premissa de que a felicidade surge a partir de um trabalho satisfatório, hobbies interessantes e fluxo.

R- Relacionamentos (*Relationships*): Conexões sociais, amor, intimidade e conexões emocionais e físicas aumentam a felicidade.

M- Significado (*Meaning*): Ter um propósito, encontrar o significado da vida é um fator importante.

A- Realizações (*Accomplishments*): Possuir ambições, objetivos realistas, conquistas importantes e ter orgulho de si mesmo contribui para o contentamento.

Você deve buscar atender aos requisitos de todos os cinco elementos do modelo PERMA para alcançar o estado de bem-estar ideal. Vamos analisar cada um deles com mais detalhes.

P: Emoções Positivas (*Positive Emotions*)

Satisfação e felicidade são aspectos importantes desde elemento. Este é o fator que possui uma correlação mais evidente com a felicidade. Focar sua atenção em emoções positivas vai além de um mero sorriso – é a **habilidade de manter uma perspectiva**

otimista e de ver seu passado, presente e futuro de forma positiva.

Uma atitude otimista fortalece os relacionamentos pessoais e profissionais e promove o pensamento criativo e a tomada de riscos. Além disto, muitos são os benefícios de saúde que resultam do otimismo e da positividade, incluindo um sistema imunológico fortalecido e uma boa saúde mental.

Em contrapartida, se alguém possui uma atitude negativa, seja por causa de experiências desagradáveis ou uma situação atual ruim, existe uma maior probabilidade desta pessoa desenvolver depressão.

Qual é a diferença entre prazer e alegria neste contexto? **Prazer** lida com a satisfação de necessidades físicas para a sobrevivência, o que inclui sede, fome e sono. Por outro lado, a **alegria** é resultado da estimulação intelectual e do pensamento criativo.

Por exemplo, quando alguém completa uma palavra-cruzada ou um Sudoku, esta pode ser uma enorme fonte de prazer, pois requer concentração e esforço e te proporciona um sentimento de realização. Isto é essencial, pois pode ajudar as pessoas a persistir nos desafios que enfrentam, ajudando-as a manter uma perspectiva positiva.

E: Engajamento

Uma pessoa busca engajar em atividades que elevam seu senso de bem-estar e estimulam um estado de fluxo ou envolvimento natural e profundo. Isto ocorre primeiramente quando nos focamos em atividades que desafiam nossa inteligência, habilidades e capacidade emocional.

Pessoas diferentes encontram alegria em coisas diferentes, seja tocar um instrumento, praticar um esporte, dançar, trabalhar num projeto interessante no trabalho ou apenas ter um hobby. Quando o **tempo realmente "voa" durante uma atividade**, é provável que as pessoas envolvidas estejam se sentido engajadas.

Todos precisamos de algo em nossas vidas que nos envolva no momento, criando um 'fluxo' de imersão à tarefa ou atividade. Este 'fluxo' de engajamento aumenta nossa inteligência, habilidades e **capacidade emocional**. Tais atividades nos ajudam a experimentar calma, foco e alegria. Estas atividades incluem a prática de esportes, hobbies ou projetos profissionais. Para isto, Seligman recomenda que reconheçamos nossos pontos fortes e aprendamos como praticá-los.

Caso queira testar seus pontos fortes, você pode preencher um questionário de avaliação grátis da Universidade da Pensilvânia através deste link:

https://www.authentichappiness.sas.upenn.edu/questionnaires/brief-strengths-test

O engajamento no modelo PERMA também foi pesquisado em detalhes por outro psicólogo, o co-fundador da psicologia positiva Mihaly Csikszentmihalyi, e ele o denominou de 'Fluxo'. Ele afirma: *"Os melhores momentos de nossas vidas não são aqueles passivos, receptivos e relaxantes. Os melhores momentos geralmente acontecem quando seu corpo ou mente chegam ao limite num esforço voluntário para conquistar algo difícil e valioso."*

Csikszentmihalyi escreveu o livro "Fluir - A Psicologia Da Experiência Óptima", onde concluiu que a felicidade é um estado interno, e não externo, do ser. Neste livro, ele menciona que **nossos níveis de felicidade podem ser significativamente melhorados com a introdução de um fluxo** em tudo que fazemos.

Csikszentmihalyi descreveu oito características de alguém quem está num estado de fluxo:

- Completa concentração na tarefa

- Clareza de objetivos, mantendo a recompensa em mente, e feedback imediato
- Transformação do tempo (aceleração/desaceleração)
- A experiência é intrinsecamente gratificante
- Ausência de esforço e facilidade ao agir
- Equilíbrio entre desafio e habilidades
- Mescla ações e consciência; Perda da insegurança
- Sentimento de controle sobre a tarefa

Para alcançar o estado de fluxo é preciso livrar-se de todas as distrações. O equilíbrio entre os desafios percebidos e suas habilidades também é importante para o fluxo. Quando um desafio vai além da capacidade da pessoa, ela pode se tornar ansiosa e estressada. Por outro lado, quando seu nível de habilidade excede o tamanho do desafio, esta pessoa pode se tornar entediada e distraída. Csikszentmihalyi concluiu que "A introdução do fluxo advém do equilíbrio entre seu nível de habilidade e o tamanho do desafio à sua frente".

R: Relacionamentos

Relacionamentos e laços sociais são essenciais para nós e nos ajudam a manter os outros quatro elementos do bem-estar. Seres humanos prosperam através de relacionamentos que incentivam o amor e a proximidade, bem como uma forte conexão emocional e interação física com outros seres humanos, especialmente de sua família imediata, colegas e amigos, e que fornecem um apoio crucial em tempos difíceis.

Em uma entrevista com o Dr. Mitch Prinstein, um Professor de Psicologia e Neurociência da Universidade da Carolina do Norte, ele discutiu a pesquisa sobre os centros de dor no cérebro humano. Basicamente, os **centros de dor do nosso cérebro são ativados quando corremos risco de isolamento**. De um ponto de vista evolucionário, o auto isolamento é a pior coisa que podemos fazer. Estes centros de ativação são como alertas de incêndio no corpo, desencorajando as pessoas a continuarem a sentir esta dor e, idealmente, se reconectarem socialmente com uma pessoa ou grupo. Precisamos, neurologicamente, saber que fazemos parte de um grupo; isto vem nos ajudando a nos sentirmos seguros e valorizados há milhares de anos. [10]

Seligman disse, *"Existe alguém em sua vida que você se sentiria confortável em ligar às quatro da manhã para contar seus problemas? Se sua resposta é sim, você*

---

[10] https://positivepsychologyprogram.com/perma-model/

provavelmente viverá mais que alguém cuja resposta é não."

M: Significado (*Meaning*)

Uma pessoa com uma vida significativa possui um sentimento de pertencimento e afinidade em relação a, bem como serve, algo/alguém além de si próprio, como família e amigos, religião, país, entre outros. Além da religião e da espiritualidade, outras avenidas que enchem a vida das pessoas de significado incluem o trabalho voluntário e de caridade, a criação de filhos e a expressão criativa.

Precisamente, viver uma vida significativa está relacionado a se vincular a algo maior que si mesmo. Isto gera a sensação de que há um propósito maior em sua vida, de que fazer parte desta entidade maior agrega significado a ela. Possuir tais conexões também é uma barreira eficaz contra a depressão.

Victor Frankl, um neurologista e psiquiatra Austríaco, em seu ótimo livro "Em Busca de Sentido", disse:

*"Não almeje o sucesso. Quanto mais você o almejar e fizer dele um alvo, mais você se afastará dele. O sucesso, assim como a felicidade, não pode ser perseguido; ele deve acontecer, e só acontece **como efeito colateral da sua dedicação pessoal a***

uma causa maior do que você mesmo ou como subproduto da sua entrega a uma pessoa que não é você mesmo. A felicidade deve acontecer, e o mesmo vale para o sucesso: você deve deixá-la acontecer em vez de se preocupar com ela."

A: Realizações (*Accomplishments*)

Para direcionar sua vida e alcançar um sentimento interno de realização, você precisa possuir objetivos e aspirações. A chave é definir objetivos realistas e alcançáveis. Apenas o esforço de definir estes objetivos pode trazer um sentimento de satisfação. Uma vez que percebemos estes objetivos, sentimos um sentimento de orgulho e conquista.

Sucesso, vitória, conquista e domínio são objetivos e processos finais para alcançar este estado de realização. Seligman também afirma que muitas pessoas buscam a realização apenas para tê-la, mesmo sendo desprovidos de emoções positivas ou significado.

Para concluir, o modelo PERMA, ou a **teoria do bem-estar**, é extensivo em ambos método e substância.

Emoções positivas são variáveis subjetivas, caracterizadas por nossos pensamentos e sentimentos. Significado, relacionamentos e realizações possuem partes subjetivas e objetivas. Podemos pensar que possuímos significado, ótimos relacionamentos e realizações em nossas vidas e estarmos completamente errados.

O lado positivo deste modelo é que o bem-estar não pode ser apenas imaginado. O bem-estar é a combinação do sentir-se bem (subjetivo), possuir significado, bons relacionamentos e realizações (objetivo). A chave é maximizar a aplicação de todos os cinco componentes deste modelo.

Capítulo 3: Informações Principais

Sucesso sem realização é o fracasso final.

Existem dois amplos aspectos ou conceitos de felicidade: **Hedonia** (maximizar emoções e minimizar a dor) e **Eudaimonia** (felicidade como resultado do desenvolvimento e expressão dos pontos fortes e virtudes individuais).

Em vez de nos concentrarmos apenas nos prazeres da vida, precisamos também nos concentrar em levar uma vida significativa.

Martin Seligman, também conhecido como o pai da psicologia positiva, desenvolveu certas teorias sobre a felicidade e, por fim, criou a "**Teoria do Bem-Estar**" ou **Modelo PERMA**. PERMA é uma sigla, onde cada letra descreve um fator que desempenha um papel vital no bem-estar humano. Ele é composto por:

P- Emoções Positivas (Positive Emotions): Se sentir bem, otimismo, prazer e alegria

E- Engajamento (Engagement): Trabalho satisfatório, hobbies interessantes e fluxo

R- Relacionamentos (Relationships): Conexões sociais, amor, intimidade e conexões emocionais e físicas

M- Significado (Meaning): Ter um propósito, encontrar o significado da vida

A- Realizações (Accomplishments): Ambições, objetivos realistas, conquistas importantes e ter orgulho de si mesmo

Todos os elementos do modelo PERMA desempenham um papel essencial, e você pode melhorar significativamente seu bem-estar concentrando-se em todos estes elementos.

Capítulo 4: Principais Motivadores Da Felicidade E Da Satisfação

****

"Sua felicidade e satisfação a longo prazo dependem de sua habilidade de satisfazer o propósito único de sua alma e de ocupar o lugar no mundo que apenas você pode ocupar, dando a contribuição que só você pode dar."

~ Rod Stryker

Você já pensou sobre por que agimos de determinada forma? Quais são as inspirações por trás de nossos sentimentos, ações, padrões de vida e eventuais destinos? Quais são os motivadores que guiam nossas ações em nossa jornada para alcançar a felicidade?

No momento em que um ser humano nasce, ele deseja algo. Quando criança, nossas necessidades são basicamente fisiológicas; à medida que crescemos, as necessidades psicológicas começam a se tornar cada vez mais significantes. Estes desejos, quando atendidos, nos proporcionam um estado imediato de felicidade e alegria, surgindo então um novo conjunto de desejos.

Neste capítulo, examinaremos a psicologia das necessidades humanas e como elas afetam nossas ações ou comportamentos.

I.   Hierarquia das Necessidades Humanas

Abraham Maslow, um psicólogo Americano, pesquisou as diferentes necessidades dos seres humanos e lhes atribuiu uma hierarquia proporcional aos aspectos de crescimento da vida humana. Sua teoria é famosamente conhecida como a hierarquia de necessidades humanas de Maslow.

A pirâmide abaixo ilustra sua explicação sobre os vários tipos de necessidades:

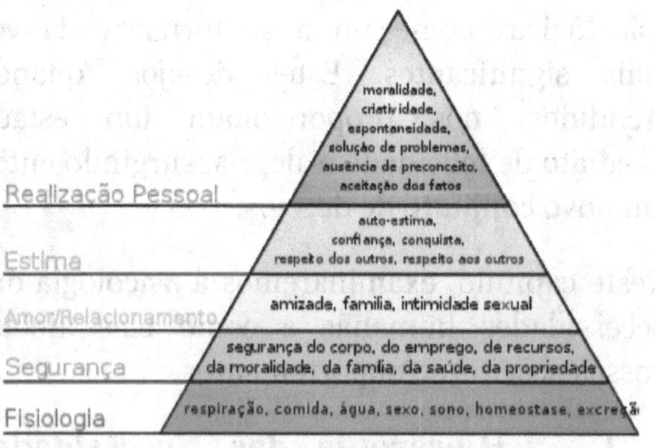

(Fonte: Wikipédia)

Maslow explicou, como parte de seu estudo inicial, que existem cinco tipos de necessidades humanas, começando pela base da pirâmide. Contudo, na última parte de sua carreira, Maslow descobriu que estas cinco necessidades são relacionadas às necessidades próprias do ser humano, e introduziu uma sexta necessidade. O artigo sobre a Hierarquia de Maslow, publicado em 1943, falava sobre estas cinco necessidades.

Estas são as necessidades:

- **Fisiológicas**: Estas necessidades são limitadas à sobrevivência do corpo humano. Estas incluem água, comida, vestimentas, abrigo, respiração, sexo, etc.

- **Segurança**: Uma vez que as necessidades fisiológicas de uma pessoa são razoavelmente satisfeitas, as necessidades de segurança controlam seu comportamento. Estas incluem segurança em momentos de guerra, desastres naturais, segurança financeira, segurança relacionada à saúde (acesso a assistência médica, caso necessário).

- **Amor e Relacionamentos**: Após satisfazer as necessidades fisiológicas e de segurança, o terceiro nível de necessidades humanas é interpessoal e envolve o sentimento de pertencimento. Isto inclui a necessidade de ter família, amigos e um relacionamento íntimo com alguém.

- **Estima:** Necessidades de estima são necessidades do ego, tais como reconhecimento, status, importância e respeito. Todos os seres humanos possuem a necessidade de se sentirem respeitados; isto inclui a necessidade de autoestima e auto respeito.

- **Realização Pessoal**: Este nível de necessidades se refere à realização do completo potencial de uma pessoa. Maslow descreve este nível como o desejo de conquistar tudo que for possível, para se tornar o melhor que possa ser.

Mas Victor Frankl, que escreveu "Em Busca de Sentido" após sua tortuosa estadia em um campo de concentração Alemão durante a 2ª Guerra Mundial, acreditava que focar exclusivamente em si mesmo era algo narcisista e prejudicial. Ele sugeriu que a verdadeira satisfação na vida ocorre apenas quando uma pessoa transcende o eu próprio.

Ao final de sua carreira, Maslow entendeu a importância das palavras de Frankl. Influenciado pelo trabalho de Frankl, ele explorou uma nova dimensão de necessidades em 1969, enquanto criticava sua própria visão sobre acerca da autoatualização. Ele então propôs a sexta necessidade: a autotranscendência.

- **Autotranscendência**: A necessidade de autotranscendência afirma que o eu apenas encontra a realização ao se doar para um objetivo externo maior. Ele afirma, *"O ser humano completamente desenvolvido (e bem afortunado), trabalhando sob as melhores condições, tende a ser motivado por valores que transcendem seu eu. Eles não são mais egoístas no antigo sentido da palavra[11]."*

Você pode perceber que a vida de seus pais, e também a sua vida, segue o padrão de necessidades acima. Se você iniciou sua vida nas partes baixas da pirâmide, consegue facilmente visualizar estes estágios de sua vida e a priorização de suas necessidades.

Você deve ter começado por suas necessidades básicas de comida, abrigo; antes de seguir para suas necessidades de segurança. Uma vez que suas necessidades fisiológicas e de segurança são satisfeitas, você segue para o amor e para a autoestima. Se você é uma pessoa orientada ao crescimento, então você já está a caminho da realização de seu completo potencial, aprendendo novas habilidades e implementando-as em sua jornada.

Mas o ponto aqui é que as cinco primeiras necessidades são relacionadas às suas próprias necessidades e, mesmo atingindo o topo de sua pirâmide, você ainda não terá a completa satisfação. É o desejo de contribuir com o mundo que transcende além de você mesmo que te proporciona um sentimento de realização.

No capítulo anterior, aprendemos sobre o modelo PERMA, e o 'significado' constituinte

---

[11] A. H. Maslow, "The Farther Reaches of Human Nature," Journal of Transpersonal Psychology 1, no. 1 (1969): 1–9.

também possui uma conotação parecida, é necessário encontrar um propósito ou significado que transcenda a si mesmo.

II. Necessidades Fisiológicas Inerentes:

Edward L. Deci e Richard M. Ryan, psicólogos na Universidade de Rochester, propuseram uma teoria de motivação e personalidade, famosamente conhecida como a **teoria da autodeterminação**. Esta teoria afirma que os seres humanos são motivados a crescer e evoluir através da satisfação de suas necessidades fisiológicas inerentes.

Esta teoria essencialmente identifica **três necessidades fisiológicas nativas e universais.**

Apenas uma vez que as necessidades físicas básicas (comida, vestimenta e abrigo) são satisfeitas, podemos então lidar com as necessidades psicológicas. Aqui estão as três necessidades psicológicas principais, como propostas pela Teoria da Autodeterminação.

- **Necessidade de Conexão**: Um estudo que examinou 10% das pessoas mais felizes do mundo descobriu que estas possuem pelo menos um relacionamento íntimo. Portanto, foi afirmado que o sentimento de pertencimento ou conexão íntima não é luxo, mas sim, necessário para fazer parte do grupo de pessoas mais feliz.

- **Necessidade de Competência**: A próxima necessidade psicológica é a de ser eficiente em tudo que ele/ela escolher como carreira. Esta é a necessidade de dominar em seu campo ou atividade escolhida. Precisamos sentir que somos bons em algo, como profissões ou hobbies, etc. Se você não se sente bom em algo, então não será verdadeiramente feliz e, provavelmente, não será capaz de ganhar muito dinheiro.

- **Necessidade de Autonomia**: A última necessidade é a de não ser controlado por ninguém e ser capaz de tomar decisões independentes. É por este motivo que resistimos a situações onde não temos liberdade para fazermos o que queremos. Portanto, o desejo de autonomia está presente em nossos cérebros, assim como o desejo de conexão e competência.

III.   As   Seis   Principais Necessidades Humanas

Tony Robbins, um estrategista de vida e negócios, analisou profundamente o comportamento e a motivação humana por mais de quatro décadas e concluiu que existem seis necessidades humanas que influenciam nosso comportamento e escolhas. Cada indivíduo prioriza estas necessidades de forma diferente, o que resulta em diferentes decisões, dependendo das necessidades que priorizamos. Satisfazemos estas necessidades continuamente, seja de forma benéfica, neutra ou prejudicial.

Robbins combinou suas descobertas com Programação Neolinguística (PNL), Terapia Cognitiva e diversas outras teorias, juntamente com a Hierarquia de Necessidades de Maslow. Ele então desenvolveu uma **forma dinâmica de explorar o que chama de as seis principais necessidades psicológicas** que cada um de nós constantemente trabalha para satisfazer de forma predominantemente inconsciente.

É importante compreendermos as diversas motivações por trás de nossas escolhas e comportamentos diários. Isto irá nos ajudar a desenvolver um entendimento do porquê agimos de determinadas maneiras, incluindo algumas das coisas inúteis que nos afetam fisicamente, mentalmente, emocionalmente, socialmente e espiritualmente. Podemos então considerar formas alternativas de satisfazer tais necessidades mais positivamente, o que pode ajudar muito a gerar um sentimento de satisfação em nossas vidas.

Tony Robbins afirma que as seguintes seis necessidades humanas guiam nossas mais fortes motivações e decidem como priorizamos nossas escolhas e ações. Estas necessidades crescem gradualmente, de estágios predominantemente individuais e materiais até a conectividade, relações e influência no mundo. Cada pessoa passa por diferentes fases na vida em diferentes momentos que, por sua vez, determinam nossas prioridades e necessidades, com cada uma delas desempenhando um papel essencial na criação de uma vida satisfatória.

As **quatro primeiras necessidades** podem ser classificadas como **"necessidades da personalidade,"** pois elas focam em nossa busca individual pela auto realização e satisfação de um ponto de vista mundano. As **últimas duas necessidades** são as **"necessidades do espírito,"** pois elas são a chave para encontrar um profundo sentimento de felicidade e realização na vida – em ambas as esferas física e não-física.

Vamos agora examinar cada uma destas necessidades:

- **Certeza**

Pode ser definida como a necessidade de segurança, conforto e consistência, entre outros. No fundo, todos ansiamos possuir um senso básico de estabilidade no mundo.

Para começar, satisfazer esta necessidade garante a continuidade de nossa linhagem familiar. Esta necessidade também inclui trabalhar em numa ocupação de nossa escolha e cumprir nossas necessidades diárias para obter comida, abrigo e roupas, além de nutrir nossos relacionamentos e proteger nossos empreendimentos.

Contudo, já que o mundo inteiro e a vida ao nosso redor, em particular, estão constantemente evoluindo, nossa necessidade de certeza, por vezes, nos faz construir barreiras à nossa volta, bem como manter o status quo e até resistir às mudanças, mesmo estas sendo benéficas.

- **Variedade**

Esta se refere à necessidade de ambiguidade, diversidade, mudança e desafio. Enquanto todos nós desejemos possuir um senso de segurança em nossas vidas, às vezes também devemos nos desviar do caminho conhecido e previsível, para que possamos nos desenvolver como indivíduos e encontrar nosso verdadeiro caminho.

Os desejos de imprevisibilidade e variedade removem a certeza e a estagnação de nossas vidas e facilitam nosso crescimento e evolução. Com isto, quebramos as amarras das experiências passadas e enxergamos novas possibilidades e novos horizontes.

A necessidade de variedade pode, por vezes, ser levada a níveis quase prejudiciais, especialmente quando nosso ímpeto mais importante é a mudança contínua, por exemplo, em nosso trabalho ou relacionamentos.

Enquanto variedade é, por vezes, exatamente o que precisamos, no devido tempo, a **constante satisfação da necessidade de variedade através de simples mudanças em nosso ambiente externo pode ser prejudicial** para a experiência da vida — e nos impedir de viver o momento presente.

Vendo pelo lado otimista, a variedade nos fornece uma abordagem objetiva que facilita nosso crescimento, interna e externamente, e traz mudanças quando necessário, começando por nós mesmos. **À medida que geramos uma verdadeira mudança interna, nosso ambiente externo muda de acordo,** sem a necessidade de forçar o problema e alterá-lo de forma artificial, de modo que isto não implica em, digamos, nos mudarmos para outro local ou mudar nosso emprego atual.

As duas necessidades acima, certeza e variedade, parecem divergir uma da outra. Mas estas forças aparentemente opostas trabalham em conjunto para criar um todo. Quando uma destas necessidades está desequilibrada, é geralmente a outra que trabalha na direção oposta para nos proporcionar uma sensação de equilíbrio.

Por exemplo, digamos que a necessidade de certeza foi tão satisfeita que levou à monotonia. Sair de sua zona de conforto e experimentar algo novo pode equilibrar a balança de sua vida.

• Importância

A terceira necessidade humana é a de sermos reconhecidos **pelo que somos como pessoas e pelo que fazemos**. Ela lida com a necessidade de intimidade, validação, cuidado e respeito. É imperativo que reconheçamos que somos parte de um todo. Para ser uma parte eficiente deste total, precisamos reconhecer o papel que desempenhamos e em que capacidade, além de sermos reconhecidos por nossa contribuição.

Satisfazer a necessidade de importância é uma parte essencial para a **criação de nosso sentimento de individualidade**. A chave é não nos tornarmos completamente dependentes da validação e aprovação do mundo externo, para que possamos ficar em paz com nós mesmos. Se nos deixarmos sobrecarregar, podemos permitir que ela tome conta de nossas vidas, de forma que podemos acabar perdendo nossa voz e nossa bússola interior e limitando a intensidade de nossos relacionamentos em diversos aspectos de nossas vidas. Esta necessidade também acaba por entregar o controle sobre nosso estado de espírito nas mãos de outras pessoas.

Se eles se sentirem bem conosco, nos sentimos bem. Se eles se sentirem mal conosco, nos sentimos mal. **É importante valorizar as opiniões e ideias dos outros, mas sem deixá-los tomar conta de nossas mentes**. Quando ficamos obcecados com as opiniões dos outros e escravos de suas impressões, arriscamos perder nossa individualidade e originalidade.

Ao mesmo tempo, são necessários o reconhecimento e a recompensa, financeira e não-financeira, por nossas contribuições profissionais, para permanecermos motivados. Contudo, não devemos permanecer tão limitados pela expectativa de uma recompensa que paramos de realizar um trabalho comunitário apenas por não recebermos a recompensa que esperamos. Em tais casos, a satisfação de realizar um bom trabalho para os outros pode ser, por si só, a recompensa.

- **Amor e Conexão**

Esta é a necessidade de construir relacionamentos, conexões e intimidade com outras pessoas. Seres humanos possuem uma necessidade de amar e serem amados por outras pessoas e de pertencer a algo. Desejamos o amor verdadeiro e conexões significativas com outros seres vivos. Esta troca de calor e afeição é o que dá significado à vida.

Existem diversas formas de sentir e expressar nosso amor e sentimentos. A melhor maneira de fazer isto é dedicar tempo e esforço para criar laços verdadeiros com outras pessoas, de coração, estabelecendo assim uma profunda conexão com seu verdadeiro eu. Isto naturalmente alinha-se com nosso eu verdadeiro e se espalha para criar amor e calor em relação aos outros.

As quatros necessidades acima são comumente conhecidas como as **necessidades da personalidade**, pois elas são focadas na busca pela autossatisfação e pela realização. Iremos agora examinar as duas necessidades restantes, chamadas de "necessidades do espírito," pois elas são o caminho para um sentimento mais profundo de felicidade e satisfação, em termos físicos e não-físicos.

- **Crescimento**

Isto engloba a nossa necessidade de crescer em todos os níveis, incluindo **físico, emocional, mental e espiritual**. Para sobreviver e crescer, devemos evoluir continuamente. Seres vivos, relacionamentos e esforços criativos que deixam de evoluir acabam se deteriorando e morrendo. A necessidade de crescimento não apenas depende, mas, também, nutre as quatro primeiras necessidades humanas acima e revigora nossa própria existência em todos os níveis de nosso ser.

Devemos ter cuidado, contudo, para não levarmos esta necessidade ao extremo. Algumas vezes, o crescimento pode ser tão satisfatório que nossa vontade de suprir esta necessidade nos impede de estarmos completamente presentes no momento ou nos faz adiar a aplicação de nosso crescimento e conhecimento no mundo, pois tememos que ele não esteja maduro ou que não seja adequado.

Satisfazer esta necessidade é reconhecer que o crescimento é uma jornada, não o destino. Para um crescimento constante, é importante sermos autênticos, nos permitirmos ser imperfeitos e aprender, e encontrarmos formas verdadeiras de compartilhar nossas realizações e descobertas com os outros.

- **Contribuição**

Isto se refere à necessidade de servir, contribuir e pensar nos outros em benefício do todo. Seguimos em direção ao topo da escada através da satisfação de nossos propósitos e trazendo valor para a vida de outras pessoas. Uma vez satisfeitas as cinco necessidades acima, automaticamente seguimos para a necessidade de contribuição, que significa agregar valor ao mundo.

A contribuição surge de um desejo básico de dar um significado às nossas vidas, fazer a diferença no mundo e deixar um legado que continue a beneficiar outras pessoas, mesmo quando não estivermos mais aqui. Existem diversas formas de satisfazer esta necessidade, como criar uma fundação ou realizar trabalhos voluntários para uma causa na qual acreditamos ou apenas para ajudar alguém, trazer um sorriso ao rosto de alguém ou ajudar alguém a encontrar um bom caminho espiritual.

O principal desafio da necessidade de contribuição é o fato de que podemos ser rapidamente sobrecarregados por todas as causas, pessoas e animais que precisam de ajuda neste mundo. Também podemos acabar negligenciando nossas responsabilidades domésticas para com nossos entes queridos quando embarcamos em nossa jornada de contribuição.

Também podemos observar que muitas pessoas que consideram a necessidade de contribuição primordial em relação às outras cinco necessidades, por vezes satisfazendo-a às custas de si mesmos e, portanto, não se cuidam de forma adequada. Uma das melhores maneiras de expressar esta necessidade é entender que ela não advém apenas de nossa contribuição, mas também de nosso senso de ser, de estar presente no momento. Quando possuímos o poder de ser, as atividades nas quais nos envolvemos são alinhadas com nosso eu verdadeiro, exercendo grande influência.

Dependendo de nossa situação atual, como em que estágio da vida e do crescimento pessoal estamos, valorizamos, sem surpresa, diferentes necessidades por diferentes motivos. Para resumir, podemos criar uma vida satisfatória e bem-sucedida alcançando o equilíbrio ideal entre as seis necessidades humanas.

Capítulo 4: Informações Principais

O comportamento humano é primeiramente governado pelas necessidades fisiológicas e psicológicas de um indivíduo. Os desejos ou necessidades humanas levam os indivíduos a agirem e a se comportarem de maneira diferente em diversos estágios da vida para se tornarem mais felizes.

I. Hierarquia de Necessidades de Maslow

Abraham Maslow, um psicólogo Americano, desenvolveu uma teoria das necessidades, onde ele explicou a existência de uma hierarquia de necessidades humanas, das necessidades físicas básicas até as necessidades intelectuais. Aqui está a hierarquia das seis necessidades humanas, que se tornam a motivação chave para a felicidade em diferentes estágios da vida:

- **Necessidades Fisiológicas**: relacionadas à sobrevivência do corpo humano, água, comida, vestimentas, abrigo, isto é, necessidades básicas da vida

- **Necessidades de Segurança**: segurança em momentos de guerra, desastres naturais, segurança financeira, segurança relacionada à saúde, etc.

- **Amor e Relacionamentos**: necessidade de ter família, amigos e um relacionamento intimo com alguém

- **Estima**: preocupação em obter reconhecimento, status, importância e respeito de outros

- **Realização Pessoal**: desejo de conquistar tudo que for possível para se tornar o melhor

- **Autotranscendência**: desejo de contribuir com o mundo que transcende além de você mesmo

II. Necessidades Psicológicas Inerentes:

Sob a teoria da autodeterminação, o último nível de felicidade requer motivação intrínseca e é caracterizado por três necessidades psicológicas inatas que nos proporcionam a felicidade duradoura. São elas:

- A necessidade de **Conexões Humanas**

- A necessidade de **Competência**: ser eficiente no que quer que tenha escolhido como carreira

- A necessidade de **Autonomia**: não ser controlado por ninguém e ser capaz de tomar decisões independentes

III. As Seis Principais Necessidades Humanas

Tony Robbins categorizou as necessidades humanas para obter a satisfação em duas diferentes categorias (1) as quatro necessidades de nossa personalidade; e (2) as duas necessidades de nosso espírito, como descritas abaixo:

- **Certeza**: necessidade de segurança, conforto e consistência

- **Variedade**: necessidade de variedade ou novidades na vida

- **Importância**: necessidade de ser reconhecido pelo que faz

- **Amor e Conexão**: necessidade de amar e ser amado por outros e de pertencer a algo

- **Crescimento**: crescer em todos os níveis, como **físico, emocional, mental e espiritual**

- **Contribuição**: desejo de fazer a diferença no mundo

Capítulo 5: Neurociência: Acessando sua D.O.S.E. Diária de Felicidade

****

"A felicidade é uma escolha e uma habilidade, e você pode se dedicar a aprender esta habilidade e a fazer esta escolha."

~ Naval Ravikant

Ao longo dos anos, diversos estudos acerca da neurociência da felicidade foram conduzidos. Neurocientistas, psicólogos e cientistas têm estudado a correlação entre a neurociência e o bem-estar e a felicidade.

Especialmente durante os últimos trinta anos, os cientistas têm construído uma mais nova e precisa percepção da natureza humana e das mudanças comportamentais, primeiramente através da assimilação da **psicologia, que lida com a análise da mente e do comportamento humano,** e da **neurociência, que lida com a análise da fisiologia do cérebro.**

Novas tecnologias desenvolvidas nas últimas duas décadas revelaram conexões neurais anteriormente não detectadas no cérebro humano. Elas consistem em tecnologias de imagem como, por exemplo, a ressonância magnética funcional (fMRI) e a tomografia com emissão de pósitrons (PET), juntamente com as tecnologias de análise de ondas cerebrais, como a eletroencefalografia quantitativa (QEEG) (também conhecida como mapeamento cerebral).

Análises computadorizadas sofisticadas sobre estas conexões têm ajudado pesquisadores a desenvolver um crescente volume de trabalhos acadêmicos que vinculam o órgão corporal, ou o cérebro, à mente ou à consciência humana, que consiste em percepção, pensamento, sentimento e ação.

Análises de diversos estudos que utilizaram PETs e fMRIs mostraram que existem certas áreas do cérebro que possuem maior probabilidade de estarem conectadas à determinadas emoções. Para os propósitos deste livro, discutiremos sobre as seguintes duas emoções principais, que são a felicidade e a tristeza.

- **Quando nos sentimos felizes**, há um aumento da atividade em algumas áreas do cérebro, incluindo o córtex frontal direito, o pré-cúneo, a amígdala esquerda e a ínsula esquerda. Durante os momentos de felicidade, existem ligações entre nossa consciência, representada pelo córtex frontal e a ínsula, e o centro sensitivo do cérebro, ou amígdala.

- **Quando nos sentimos tristes**, há mais atividade em algumas outras áreas do cérebro, como o lobo occipital direito, a ínsula esquerda, o tálamo esquerdo, a amígdala e o hipocampo. O hipocampo está intimamente ligado à memória, e pode-se dizer que a consciência de certas memórias está associada ao sentimento de tristeza ou depressão.

Como percebemos a felicidade dentro do cérebro?

Encontrei um GIF que afirma mostrar como é a felicidade dentro do cérebro. Abaixo está a imagem de *como é a felicidade:*

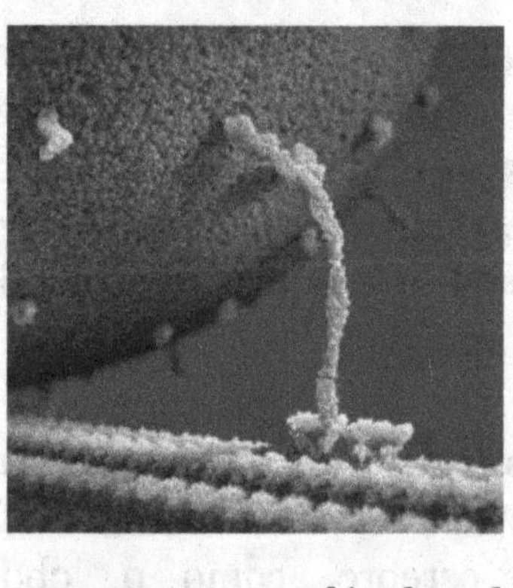

(A imagem mostra as moléculas da proteína miosina arrastando uma bola de endorfinas por um filamento ativo até a parte interna do córtex parietal do cérebro, que produz sentimentos de felicidade.)

Já que e-books não suportam GIFs, adicionei a imagem acima. Caso você queira ver o GIF deste incrível movimento, você pode assisti-lo neste link[12].

Como Acessar Sua D.O.S.E. de Felicidade?

O cérebro humano é uma complexa fábrica de compostos químicos. Quaisquer emoções que sentimos ao longo do dia, sejam elas raiva, tristeza, amor, alegria, pesar, liberam diversas substâncias químicas de nosso cérebro.

---

[12] http://www.forastateofhappiness.com/what-happiness-looks-like-in-our-brain/

Vamos falar sobre as substâncias químicas da felicidade em nossos cérebros.

Quando experimentamos a felicidade, existem quatro neuroquímicos que entram em cena, são eles:

- **D**opamina
- **O**xitocina
- **S**erotonina
- **E**ndorfinas

Nós as chamamos de D.O.S.E. Elas são os neurotransmissores da felicidade, ou sua "dose de felicidade".

Os diferentes eventos que ocorrem em nossas vidas podem ativar estes neurotransmissores. Mas, em vez de ser apenas um espectador passivo e deixar as mais diversas situações da vida influenciarem seus sentimentos, você pode escolher sentar no banco do motorista e incorporar formas de ativar estes neurotransmissores, de forma a adicionar felicidade em sua vida. Cada um destes neurotransmissores desempenha um diferente papel na criação da felicidade.

Vamos examinar estas substâncias químicas para saber o que fazem e como você pode usá-las com mais frequência para trazer mais alegria à sua vida.

Dopamina: Ativa a Expectativa

A dopamina é geralmente considerada a droga da felicidade, mas esta é uma ideia errada. Cientistas originalmente pensavam que esta substância estava relacionada ao verdadeiro prazer, o prazer que já experimentamos. Contudo, foi recentemente provado que a dopamina **possui mais relação com o prazer da expectativa e da motivação**. Em outras palavras, a dopamina está mais relacionada à criação de expectativas que ao sentimento de felicidade.

Uma notificação chegando em seu smartphone, o toque da campainha e o recebimento de entregas liberam dopamina em seu cérebro, pois, através destas situações, você começa a antecipar algo novo. A dopamina é uma molécula que nosso corpo produz naturalmente, e é a substância por trás de nossos sonhos e segredos. A dopamina **nos inspira a agir para realizar nossos objetivos** e também nos dá um sentimento de prazer uma vez que os realizamos. Baixos níveis de dopamina levam à procrastinação, dúvida e falta de entusiasmo.

É importante dividir grandes objetivos em partes menores. Além de comemorar quando realizamos nossos objetivos maiores, também é importante comemorar a realização de pequenos objetivos, para que você possa ativar uma frequente liberação de dopamina. Por exemplo, vá assistir um filme para comemorar a realização de um pequeno objetivo.

Para garantir uma liberação estável de dopamina, também é importante **definir novos objetivos antes mesmo de alcançar os objetivos atuais.** Para aumentar a motivação e produtividade futuras de um empregado, também é imperativo que um líder saiba reconhecer as conquistas de sua equipe. Isto inclui incentivos não monetários, como e-mails de agradecimento, e monetários, como incentivos baseados no desempenho.

Algumas atividades aumentam os níveis de dopamina em seu cérebro[13]. São elas:

- Ouvir música
- Dançar
- Receber uma massagem
- Fazer exercícios regularmente
- Meditar

Oxitocina: Ativa um Sentimento de Conexão Humana

A liberação de oxitocina libera sentimentos de proximidade e confiança, e faz relacionamentos crescerem. Um estudo mostrou que homens em relacionamentos monógamos que

---

[13] https://blog.cognifit.com/functions-of-dopamine-serve-you/

receberam doses de oxitocina mantiveram uma menor proximidade física com outras mulheres quando comparados com homens que não receberam oxitocina.

Esta substância é liberada pela mãe durante o nascimento da criança e a amamentação. O bloqueio de oxitocina pode até levar animais a rejeitar suas crias. A oxitocina também aumenta a lealdade e é o fator de ligação para relacionamentos saudáveis. Também é conhecida como o "hormônio do abraço", e uma das maneiras mais fáceis de manter o fluxo de oxitocina é abraçando alguém. O toque físico não apenas aumenta os níveis de oxitocina, mas também reduz o estresse cardiovascular e fortalece o sistema imunológico.

Isto me lembra um personagem de um famoso filme Indiano chamado "Munnabhai MBBS", onde o protagonista recebe admissões em uma faculdade de medicina. Ele descobre que alguns pacientes com doenças crônicas estavam sendo tratados apenas como parte do estudo, e não como pessoas com emoções. Ele começou então a dar um "Jaadu ki Jhappi" (palavra Indiana que significa 'abraço mágico') em todos os pacientes que encontrava, e estes começaram a melhorar mais rápido.

Além disto, quando você presenteia alguém, isto também aumenta seus níveis de oxitocina.

Você pode fortalecer seu relacionamento com colegas e amigos presenteando-os. Aperte a mão de alguém, distribua abraços e você estará melhorando seus próprios níveis de oxitocina e os da outra pessoa. Paul Zak, um acadêmico Americano, recomenda oito abraços por dia.

Quer liberar uma dose diária de Oxitocina?

Comece abraçando seu esposo(a), amigo ou parceiro com mais frequência, ria e brinque mais com crianças e aperte mais as mãos de seus amigos e colegas.

Serotonina: Ativa um Sentimento de Importância

A Serotonina regula nosso humor. Ela flui quando nos sentimos importantes e valorizados e está relacionada ao respeito na hierarquia social. Lembre-se, quando éramos jovens, costumávamos correr para nossas mães para mostrá-las tudo o que fazíamos, até mesmo desenhos, pinturas ou quebra-cabeças. Mas, à medida que crescemos, não é prático ou aconselhável procurar seus colegas ou superiores para mostrar a eles tudo o que você fez.

Temos menos formas de mostrar nossa importância para o mundo, logo, a maioria de nós não se sente importante.

A serotonina é liberada quando nos sentimos importantes. Em contrapartida, a falta de serotonina causa solidão e depressão. Esta também é uma das razões pelas quais as pessoas se envolvem em atividades prejudiciais em busca de atenção. Estas incluem gangues e atividades criminais, as quais estes indivíduos buscam pela cultura e pelo sentimento de comunidade que facilitam e pela serotonina que liberam; tais atividades são um pedido de ajuda.

Barry Jacobs, um professor de psicologia do Instituto de Neurociência de Princeton que vem examinando os mecanismos cerebrais do sono, a serotonina e os efeitos de alucinógenos e outras drogas psicoativas no cérebro por décadas, explica que a **maioria dos antidepressivos se concentra na produção de serotonina.**

Lembrar de conquistas passadas ajuda nosso cérebro a reviver incidentes memoráveis. A serotonina é produzida em ambos os casos reais e imaginados, quando nossas mentes relembram de conquistas passadas. Isto porque o cérebro não consegue distinguir entre experiências reais e imaginadas. A gratidão se torna especialmente essencial neste caso, particularmente em momentos difíceis, pois ela nos ajuda a visualizar todas as experiências positivas passadas de nossas vidas.

A exposição ao sol é outra forma eficaz de aumentar seus níveis de serotonina. A pele absorve raios ultravioleta, que aumentam a produção de serotonina e de Vitamina D. É importante lembrar que o tempo ideal de exposição ao sol é 20 minutos por dia, pois a exposição a luz ultravioleta em excesso pode ser prejudicial para nossa saúde.

Endorfinas: Nos Ajudam a Superar a Dor

A palavra Endorfina é composta por duas palavras: **Endo + Morfina.** Endo significa interno, isto é, a substância química liberada em nossos cérebros. A **Morfina** é uma substância química que auxilia no combate da dor. Portanto, uma endorfina é uma substância química liberada em nossos cérebros que nos ajuda a combater a dor. A liberação de endorfinas nos dá energia, proporcionando uma sensação muito parecida com a que se tem após a liberação de uma dose de adrenalina.

A endorfina nos ajuda em situações de emergência; nossos corpos liberam endorfinas em situações onde uma melhor performance é necessária. Por exemplo, quando você levanta um peso extra na academia, o cérebro libera endorfinas, permitindo que os músculos entreguem uma melhor performance. Endorfinas são liberadas para nos acalmar quando sentimos dor e estresse, e ajudam a diminuir a inquietação. A euforia que sentimos durante uma corrida é uma consequência da liberação de endorfinas. Ela age da mesma forma que a morfina, como analgésico e sedativo, e reduz a percepção da dor.

Fazer exercícios e dar risadas são as formas mais fáceis de facilitar uma liberação de endorfinas. Isto inclui até a expectativa de uma risada, como assistir um filme engraçado. **Chocolate amargo e certos óleos perfumados** também podem aumentar os níveis de endorfina.

De acordo com um estudo, pesquisadores concluíram que é imperativo julgar **não apenas a quantidade de emoção experimentada, mas também a duração das emoções positivas experimentadas**. A duração da atividade em determinados circuitos do cérebro, mesmo por menores quantidades de tempo, pode prever a presença das emoções positivas de alguém por alguns minutos ou até mesmo horas depois.

O padrão neural observado pelos pesquisadores, particularmente no **corpo estriado ventral**, previu o aumento nos níveis de bem-estar em outros estudos também. Também foi dito que a bondade e a empatia com os outros podem ajudar a aumentar sua capacidade de sentir prazer e cultivar emoções positivas.

Se você realmente implementar os princípios da neurociência para ser feliz, poderá gerar felicidade quase instantaneamente através da realização de atividades que ativam a liberação de sua D.O.S.E. de felicidade. É como ter acesso ao interruptor da felicidade, você só precisa pressioná-lo para se sentir feliz. Você só precisa estar disposto a pressionar o interruptor e sua felicidade chegará rapidinho.

Capítulo 5: Informações Principais

Nosso cérebro é uma das fábricas de substâncias químicas mais complexas e sofisticadas. Por trás de nossas emoções, sejam elas felicidade, tristeza, amor, ganância, raiva, existem diversos compostos químicos se misturando ao mesmo tempo.

Para constantemente experimentar sentimentos de felicidade, precisamos encontrar formas de garantir a liberação de quatro das principais substâncias químicas em nossos cérebros. Normalmente referidas pelo acrônimo D.O.S.E., estas quatro substâncias, quando liberadas, nos deixam mais felizes. São elas:

- **D**opamina: liberada através da expectativa, nos inspira a agir para alcançar nossos objetivos.
- **O**xitocina: sentimento de conexão humana; você pode ativar sua liberação através de abraços ou apertos de mão.
- **S**erotonina: sentimento de importância; tente relembrar conquistas anteriores para liberá-la.
- **E**ndorfinas: nos ajudam a combater a dor; exercícios regulares liberam mais endorfinas.

Resumindo, para uma D.O.S.E. diária de felicidade, realize as seguintes atividades:

- Exercícios (corridas, caminhadas)
- Ria/Chore
- Abrace e/ou aperte as mãos de seus amigos
- Anseie algo bom. Reserve pequenas férias, talvez um final de semana. Quando você anseia algo, você fica mais feliz.
- Defina e conquiste seus objetivos
- Desenvolva conexões sociais. Reconheça outras pessoas por seus trabalhos. Aceite responsabilidade por certas atividades e desfrute do reconhecimento.

Capítulo 6: Hábitos para Alcançar a Felicidade Pessoal

****

"O que pensamos ou no que acreditamos não tem muita importância. A única coisa relevante é o que fazemos.

~ John Ruskin

Nosso estado de espírito a cada momento depende do tipo de pensamentos e emoções que *permitimos*, consciente ou inconscientemente, entrar em nossas cabeças. Você pode deixá-los correr soltos e, consequentemente, deixá-los gerar qualquer tipo de emoção. Alternativamente, você pode observá-los conscientemente, controlá-los e direcioná-los da forma que desejar.

Apesar de não ser inteiramente possível parar seus pensamentos, você pode muito bem mudar sua direção. Vamos entender isto com alguns fatos e experimentos. Todos os dias, sua mente gera em torno de 60.000 pensamentos, como sugerem diversos artigos na internet.

Isto é, 2500 pensamentos por hora e, aproximadamente, 40 pensamentos por minuto. É muito pensamento, não é? Contudo, 95% destes pensamentos são repetidos.

Você pode sobreviver normalmente sete dias por semana e trinta dias por mês comendo o mesmo tipo de comida? Obviamente, sua resposta será um enorme NÃO. Sabe por quê? Porque você sentirá a necessidade de incerteza (em formato de novidade). Além disto, comida é algo tangível; você pode vê-la com seus olhos e, portanto, tomar decisões de forma mais objetiva.

Você tem o cuidado, quando alimentando seu corpo, de ter uma variedade de opções, mas, por que este não é o caso quando se trata de sua mente? Por que você constantemente permite que sua mente seja consumida pelos mesmos tipos de pensamentos?

Aqui estão alguns dos motivos.

Em primeiro lugar, estes pensamentos são intangíveis; você pode apenas imaginá-los e senti-los, e, em segundo lugar, eles ocorrem rápida e consistentemente. E, por último, mas o mais importante, você está muito envolvido em seus pensamentos.

Quando você está muito próximo de algo, você não consegue ver claramente. Você já sabe por experiência, mas façamos este teste novamente. Pegue algum objeto pequeno; pode ser seu smartphone ou TV, seu controle remoto, ou talvez uma maçã ou algo grande o suficiente para cobrir seu olho. Agora aproxime-o de seus olhos; coloque-o bem próximo, de modo que ele quase toque seus cílios.

Agora tente enxergá-lo por si só. Embora você saiba intelectualmente (e por experiência) o que é aquele objeto, honestamente, pergunte a si mesmo se seus olhos podem perceber qual é o objeto quando ele está muito próximo de seus olhos. Talvez, para trazer mais objetividade a este experimento (para que você não seja influenciado por suas experiências anteriores com o objeto), feche seus olhos e peça a alguém para colocar um objeto próximo de seus olhos e só então abra-os. Você consegue enxergar qual é o objeto?

Se você fez este experimento de forma correta, você pode até chutar, mas não possui a certeza. Isto se dá porque nossos olhos precisam de alguma distância para focar e criar uma imagem do objeto que estamos vendo. Sem manter uma certa distância, você não consegue ver ou analisar nada. O mesmo se aplica a nossos pensamentos. Quando você começa a ver seus pensamentos e emoções de forma mais distante, você os direciona de forma diferente.

Agora, façamos outro simples experimento que irá ajudá-lo a **perceber a identidade separada de seus pensamentos/emoções e, portanto, ajudá-lo a se desvencilhar deles.** Pegue caneta e papel ou comece a digitar em seu telefone/computador, onde quer que seja, e veja com seus próprios olhos.

1º Passo: Liste seus **pertences físicos**; por exemplo, sua casa, carro, roupas, etc. Liste alguns para uma melhor experiência.

2º Passo: Agora faça uma **lista de pessoas** as quais você se refere como 'meu/minha', pode ser meu pai, mãe, professor, melhor amigo, esposo, filho. Novamente, liste o maior número de pessoas que puder.

3º Passo: Você listou coisas e pessoas nos últimos dois passos, agora vamos nos aproximar um pouco. Liste como você se refere ao seu corpo, como 'minha' mão, pé, rosto, etc. Este experimento pode parecer estranho para você, já que você já sabe estas coisas, mas seja paciente. Às vezes, grandes realizações ocorrem quando observamos coisas pequenas. Então, vamos continuar.

Nos primeiros 3 passos, você pode perceber tudo que é tangível e visível por seus próprios olhos. Enquanto o 1º e 2º passos não faziam parte de seu corpo, o 3º passo foi mais próximo, enquanto você observava seu próprio corpo como de sua posse (e não VOCÊ).

4º Passo: Agora, você observará coisas invisíveis: **seus pensamentos e emoções.** Você não pode vê-los, mas pode senti-los dentro de você constantemente. Pense, como você os menciona? Novamente, você utilizaria o prefixo 'meu/minha'? Sim, você diria meus pensamentos, minhas emoções, meus sentimentos, etc.

Agora tente entender a diferença nestes quatro passos. O que está acontecendo aqui?

Quanto mais próximas as coisas estão de você, mais você as considera parte de você. E quando elas estão muito próximas, como seus pensamentos e emoções, você até começa a pensá-las como apenas VOCÊ.

Com tamanha proximidade, tais pensamentos e emoções a se tornam sua identidade, e este se torna o principal motivo pelo qual você está vivendo a vida como uma vítima, em vez de estar no banco do motorista. Quando você pensa sobre si mesmo como determinado pensamento ou emoção, você não pode se comportar de forma diferente. Se você pensa em si mesmo como alguém tímido ou não bom o suficiente, etc., que tipos de ações serão geradas a partir deste tipo de identidade? Você sabe muito bem.

Apenas quando você consegue ver seus pensamentos de forma clara e como algo separado de você é que pode controlar sua direção. Por que estou enfatizando tanto a separação entre você e seus pensamentos e emoções? Porque estamos falando sobre desenvolver um cérebro mais feliz, e **experimentar a felicidade em todas as situações requer um profundo sentimento de consciência.**

A autoconsciência significa estar consciente de si mesmo. Não apenas estar consciente das partes de seu corpo ou de seus órgãos internos, mas estar consciente de seus pensamentos e emoções. Uma vez que você se torna consciente da qualidade de cada pensamento ou emoção, então você consegue utilizar sua consciência para mudar a direção de seus pensamentos.

Seu nível de felicidade irá crescer significativamente à medida que você aumenta seu nível de autoconsciência.

Os hábitos que discutiremos farão todo o trabalho de melhorar seu nível de autoconsciência, ou seja, eles funcionarão no piloto automático para que você desfrute dos benefícios sem tanto esforço.

Agora vamos falar sobre alguns hábitos que irão melhorar seus hábitos pessoais:

➢ Gratidões Diárias

A gratidão é a coisa mais importante que você precisa praticar para alcançar a felicidade. A chave é começar bem o seu dia. Ao acordar, AGRADEÇA A DEUS por todas as suas bênçãos.

Liste pelo menos três coisas pelas quais você é grato. Primeiramente, você deve ser grato por ter acordado esta manhã. Parabenize-se e seja grato por estar vivo. Você e eu achamos que a vida é algo garantido, mas você sabia que um grande número de pessoas não acordou hoje? Você sabia que 55.3 milhões de pessoas morrem todos os anos? Isto que dizer que 6316 pessoas morrem a cada hora, duas pessoas por segundo[14]. E você e eu não estamos entre elas.

Agora veja seus entes queridos, sua família ou amigos; eles, também, estão vivos. Você não recebeu nenhuma ligação no meio da noite de um de seus entes queridos, o que quer dizer que toda a sua família e seus amigos estão bem. Seja grato por isto.

---

[14] http://www.ecology.com/birth-death-rates/

Se você está lendo este livro em um dispositivo eletrônico ou pode comprá-lo usando seu computador e sua conexão de internet, você está bem melhor que a maioria da população do planeta; isto é outra coisa pela qual ser grato.

Lembra aquela avaliação de riqueza/renda que você fez em um dos capítulos anteriores no www.globalrichlist.com? Se você não fez o teste antes, faça-o agora. Confie em mim; você tem muito mais motivos para ser grato do que pensa.

Contudo, sejamos claros, em nenhum momento sentir-se grato significa que você deve se tornar complacente e preguiçoso. Não, devemos sempre dar o nosso melhor, mas aceitar que as coisas nem sempre acontecerão do jeito que queremos e sempre sermos gratos em todos os níveis, seja ele material, físico, emocional, mental e espiritual.

Em um experimento, Martin Seligman, fundador do movimento da psicologia positiva, estudou 47 indivíduos com graves casos de depressão. Este estudo envolveu dois componentes diferentes. Primeiro, os participantes concentraram sua atenção em coisas que comprovadamente aumentam a felicidade – especificamente, um exercício chamado de três bênçãos, no qual as pessoas escrevem três coisas que deram certo naquele dia – em vez de se concentrarem na fonte de sua infelicidade, que é onde a maioria das intervenções de saúde mental se concentram. Segundo, permitiram a formação de comunidades, o que encorajou as pessoas a prestarem atenção aos exercícios.

A depressão diminuiu significativamente em 94% dos participantes, de sintomas severos a leves/moderados. **O impacto foi parecido aos efeitos da combinação entre medicamentos e terapia cognitiva.** Talvez qualquer mudança de comportamento provocada por líderes, gerentes, terapeutas ou treinadores seja principalmente uma função de sua capacidade de induzir outras pessoas a concentrarem sua atenção em ideias específicas, próximas o suficiente, por vezes o suficiente e por tempo o suficiente.

Sonja Lyubomirsky, professora de psicologia na Universidade da Califórnia e pesquisadora da felicidade, afirma:

"Pessoas que são **constantemente gratas** são relativamente **mais felizes**, mais **enérgicas**, mais **esperançosas**, e reportam sentir mais emoções positivas. Elas também tendem a ser mais **prestativas e empáticas**, mais espirituais e religiosas, menos materialistas e a **perdoar** com mais facilidade que outros menos predispostos à gratidão. Além do mais, quanto maior a inclinação à gratidão, menor a probabilidade de ele/ela se tornar depressivo, ansioso, solitário, invejoso ou neurótico."

Ela fala sobre uma pesquisa que demonstra o fato de pessoas manterem um **diário semanal de gratidão por dez semanas**, onde observaram cinco coisas pelas quais são gratas, são significativamente mais felizes que aquelas que não o fizeram.

A felicidade acontece logo quando você começa a praticar a gratidão. Quando você expressa gratidão, não pode estar triste ao mesmo tempo; experimente você mesmo. Pesquisas psicológicas descobriram que pessoas que praticam a gratidão consistentemente apresentam uma enorme quantidade de benefícios[15]:

Físicos

- Sistemas imunológicos mais fortes
- Menos dores
- Pressão sanguínea mais baixa
- Se exercitam mais e cuidam melhor de sua saúde
- Dormem mais e se sentem mais descansados ao acordar

---

[15] http://greatergood.berkeley.edu/article/item/why_gratitude_is_good

Psicológicos

- Maiores níveis de emoções positivas
- Mais alerta, vivo e desperto
- Mais alegria e prazer
- Mais otimismo e felicidade

Sociais

- Mais prestativas, generosas e compassivas
- Perdoam com mais facilidade
- Mais extrovertidas
- Menos solitárias e isoladas

Como tornar a gratidão parte de sua vida?

Simples. Não demora mais que dois minutos. Ao acordar pela manhã, tente listar três coisas boas em sua vida. Não precisam ser grandes coisas; podem ser coisas pequenas como uma boa noite de sono, o conforto de sua cama, o vento em sua janela, ou ver seu parceiro ou filhos dormindo relaxados. Estas simples coisas ou qualquer outras podem ser motivos de gratidão.

Algumas pessoas utilizam um diário de gratidão, onde escrevem todos os dias algumas coisas pelas quais são gratos. Você pode escrever onde quiser, em qualquer caderno.

Quer você escreva ou pense sobre isto, a chave é a consistência.

- Escreva três a cinco coisas pelas quais você é grato todas as manhãs.
- Durante o dia, perceba as coisas que estão indo bem em sua vida e seja grato por elas. Isto reforça o hábito.
- Faça o mesmo antes de dormir.

Quando estiver passando por uma fase difícil, como todo mundo eventualmente passa, esta prática pode salvar sua vida, em todos os sentidos.

"Se você não for grato pelo que já tem, o que te faz pensar que seria feliz com mais?

~Roy T. Bennett

Pratique a gratidão e começará a atrair a abundância para sua vida. A chave é agradecer de coração, sinceramente e com emoção.

➤ Respire Fundo

Às vezes, a principal causa de estresse é não fazermos a coisa mais básica e necessária para a sobrevivência, que é respirar corretamente.

De fato, qualquer pensamento e emoção causa uma reação respiratória correspondente. Por exemplo, quando você está com raiva, você respira mais rápido; quando está triste, sua exalação é mais longa que sua inalação. E quando está feliz, você respira normal e pacificamente. Na próxima vez, quando estiver com algum destes humores, apenas avalie o ritmo de sua respiração e veja por você mesmo.

O que isto quer dizer? Simplesmente significa que você pode mudar o que sente mudando seu padrão de respiração. Estudos mostram que exercícios de respiração podem **reduzir nervosismo, insônia, estresse póstraumático e depressão,** entre outros. A ciência moderna apenas começou a compreender o papel do controle respiratório, ou *pranayama*, no aumento da concentração e melhora nos níveis de energia; esta técnica vem sendo praticada por yogis há milhares de anos.

Preste atenção nisto na próxima vez que se sentir estressado. Feche os olhos (obviamente não quando estiver dirigindo ou no meio de uma reunião importante) e respire fundo algumas vezes. Você se sentirá melhor imediatamente. Faça isto regularmente, sempre que puder. Experimente e verá os resultados.

Além do mais, seguir estes simples exercícios de respiração ativa por alguns minutos pode induzir um estado de calma e paz instantaneamente.

Respiração das Narinas Alternadas

Também conhecida como *Anulom Vilom pranayama*, uma das praticas de yoga mais eficazes. A respiração das narinas alternadas acalma a mente em apenas alguns minutos. É uma excelente prática para se fazer antes de meditar ou para acalmar emoções intensas. É segura para se fazer a qualquer momento, pelo tempo que você desejar.

Você pode começar com apenas **cinco minutos por dia:**

1. Sente-se confortavelmente, de coluna ereta e feche seus olhos.

2. Use seu polegar e seu mindinho direito para bloquear alternadamente uma narina, de modo que você consiga respirar apenas pela outra. Comece exalando pela narina esquerda; então, inale pela mesma narina.

3. Alterne os lados a cada inalação. Respire normalmente em seu próprio ritmo relaxado, dando atenção à exalação, mas sem forçá-la.

Se tornar esta pratica algo regular em sua vida, você começará a ver seus pensamentos e emoções mais claramente, pois você já aprendeu como observar as sensações em seu corpo apenas observando sua respiração. Desta forma, você não ficará preso num ciclo de pensamentos compulsivos e repetitivos; em vez disto, você irá estimular uma sensação de relaxamento em seu cérebro e atrair soluções para seus problemas.

➢ Esvazie Sua Cabeça com o Auxílio de um Diário

Você já sabe o quão pesada é a carga de trabalho de sua mente; nós lidamos com milhares de pensamentos todas as horas.

Em nossa jornada para construir um cérebro mais feliz, temos de gerar pensamentos mais felizes conscientemente. Mas nossas mentes ainda estão na era primitiva e são inclinadas a pensar mais pensamentos negativos que positivos. Claro, a era primitiva exigia que pensássemos negativamente em todas as situações, já que ignorar um pequeno barulho nos arbustos poderia significar a diferença entre a vida e a morte.

Apesar de termos evoluído fisicamente, nosso cérebro reptiliano, que é o responsável por nossa sobrevivência, gera pensamentos negativos.

Então, o que podemos fazer sobre isto? A solução é criar outro cérebro além de nosso cérebro: um **cérebro que 'armazena' tudo no papel**, onde você possa colocar tudo o que está acontecendo em sua cabeça e esvaziá-la novamente. Este processo é chamado de *journaling*. Ter um cérebro de papel irá ajudar a esvaziar sua cabeça e dar espaço para que você possa controlar e direcionar seus pensamentos da maneira que desejar.

De fato, manter um diário é considerado uma das formas de escrita mais benéficas. Um estudo de 2005[16] descobriu que este tipo de "escrita expressiva", normalmente associada ao diário, é especialmente terapêutica. O estudo descobriu que participantes que escreveram sobre eventos traumáticos, estressantes ou emocionais eram significativamente menos propensos a doenças e menos afetados por tais traumas que seus colegas que não o faziam.

Você pode se distanciar destes pensamentos e emoções se começar a vê-los constantemente no papel. Precisamente, sua memória consciente e RAM (igual a memória de um computador) não deveria ser utilizada para armazenar pensamentos passageiros; em vez disto, ela deveria ser utilizada para criar novas ideias. Além disto, você poderá ver o que está acontecendo de forma mais objetiva. Você conseguirá distinguir um pensamento negativo de um pensamento que merece sua atenção.

---

[16] http://apt.rcpsych.org/content/11/5/338.full

Escrever num diário também o torna mais grato e feliz, pois você consegue ver todas as coisas boas que estão acontecendo em sua vida neste momento.

Escrever esvazia o espaço consciente para que um melhor trabalho possa ser realizado pela mente, como criar novas ideias e pensamentos.

O que você deve escrever em seu diário?

Hal Elrod, em seu livro "O Milagre da Manhã", fala sobre seis rituais matinais que você deve seguir para começar seu dia com energia e otimizar seu potencial. Ele criou o acrônimo S.A.V.E.R.S., que significa Silêncio (*Silence*), Afirmação (*Affirmation*), Visualização (*Visualization*), Exercício (*Exercise*), Leitura (*Reading*) e Escrita (*Scribble*). O último deles, a escrita, é representado pelo uso do diário como parte de sua rotina matinal.

Ele também sugere especificamente o que se deve escrever no diário, da seguinte forma:

- Pelo que você é grato em relação ao dia anterior?

- Quais são suas conquistas específicas?

- Quais são as áreas que você deseja melhorar?

- Quais são as cinco coisas que você precisa

fazer hoje para elevar sua vida ao próximo nível?

Sonja Lyubomirsky, em seu livro "A Ciência da Felicidade", recomendar utilizar o **Método do Melhor Eu** como uma técnica para atrair a felicidade.

Funciona assim:

Sente-se em um local silencioso e tire vinte a trinta minutos para pensar no que você espera que sua vida seja daqui a um, cinco ou dez anos.

Visualize um futuro para você mesmo onde tudo aconteceu do jeito que você queria. Você deu seu melhor, trabalhou duro e alcançou todos os seus objetivos. Agora escreva o que você imagina. Este exercício de escrita, de certa forma, **coloca seus músculos otimistas para funcionar**. Mesmo imaginar o melhor futuro para você mesmo não vem de forma tão natural, mas você conseguirá com algum tempo e prática. Coisas incríveis podem acontecer como resultado da escrita.

Neil Pasricha, outro pesquisador da felicidade, também recomenda um **exercício de repetição de 20 minutos**. Ele afirma que escrever por 20 minutos sobre uma experiência positiva é uma ÓTIMA forma de aumentar sua felicidade. Cientistas chamam isto de saborear.

Já discutimos diversas abordagens para *journaling*, pois não queria que vocês se limitassem apenas àquilo que funcionou para mim. Todo mundo é diferente, você pode preferir uma técnica de expressão diferente. O objetivo deste exercício é esvaziar sua cabeça e ajudá-lo a ver seus pensamentos e emoções com uma certa distância.

Se você ainda quiser conhecer outras formas de *journaling*, este link de Robin Sharma possui uma perspectiva detalhada sobre como escrever em seu diário e o que ele deve conter (https://www.robinsharma.com/article/how-to-keep-a-journal).

Novamente, dez minutos de escrita diários começarão a melhorar seu nível de clareza e trarão um sorriso ao seu rosto. Você se tornará mais concentrado e orientado a ações, pois conseguirá ver tudo claramente no papel e identificar o que é importante e o que deve ser ignorado.

> ## Faça Exercícios Regularmente

Como você já sabe, as endorfinas causam a felicidade através do disfarce da dor. O exercício físico é uma das melhores formas de liberar endorfinas e outra substâncias em nosso cérebro. Estudos mostram que o exercício libera BDNF (Fator neurotrófico derivado do cérebro) que funciona como um botão de REINICIAR, te ajudando a sair de sua rotina de pensamentos e pensar em novas ideias. Você se torna mais criativo e orientado a soluções. Fazer exercícios ajuda a diminuir os níveis de cortisol, o hormônio do estresse, para que você consiga superar situações estressantes de maneira mais fácil.

Um impressionante estudo sobre atividades físicas foi publicado nos Arquivos de Medicina Interna em 1999. Os pesquisadores recrutaram homens e mulheres acima de cinquenta anos, todos sofrendo de **depressão clínica**, e os dividiram em três grupos aleatórios.

Foi determinado que, por quatro meses, o primeiro grupo faria exercícios aeróbicos, o segundo grupo tomaria antidepressivos (Zoloft) e o terceiro grupo faria ambas as coisas. O exercício envolvia três sessões supervisionadas, de 45 minutos por semana, de ciclismo ou caminhada/corrida de intensidade moderada/alta.

Supreendentemente, ao fim do período de quatro meses, todos os três grupos tiveram um alívio da depressão e reportaram menos atitudes disfuncionais e um **aumento na felicidade** e na **autoestima**. O **exercício aeróbico foi tão efetivo no tratamento da depressão quanto o Zoloft**, ou quanto a combinação dos dois métodos. Mas o exercício é algo bem mais barato e que não possui efeitos colaterais (além de um pouco de dor).

Talvez ainda mais surpreendente, seis meses depois, participantes que estavam em remissão (recuperados) de sua depressão tinham menores chances de ter recaídas se estiveram no grupo de exercícios (seis meses atrás!) que se estiveram no grupo medicado.

John Ratey, em seu livro *Spark: The Revolutionary New Science of Exercise and Brain* afirma: "uma rotina de exercícios regular estimula a liberação de neurotransmissores positivos, como a dopamina (que aumenta a motivação, atenção e prazer), serotonina (que melhora o aprendizado, o humor e a autoestima) e norepinefrina (que causa excitação e alerta). A melhor parte: o exercício acelera a produção de BDNF (fator neurotrófico derivado do cérebro)", uma proteína que Ratey chamou de "Miracle-Gro para o cérebro".

Os estudos e pesquisas acima mostram que exercícios possuem diversos benefícios mentais e de saúde. Ele melhora a saúde física, incluindo a força, estamina e agilidade, e melhora o pensamento criativo e as habilidades cognitivas. Também é um melhorador de humor instantâneo, pois aumenta a produção de endorfinas, o antidepressivo do nosso corpo.

E existem tantas opções para escolhermos. Existem diversos esportes em ambientes internos, tais como raquetebol, squash, basquete, tênis de mesa e badminton, e esportes externos, tais como tênis, atletismo, beisebol e futebol. Além da caminhada/corrida, academia, pilates e yoga, entre outros.

Com tantas opções ao nosso dispor, e depois de conhecermos todos os benefícios que oferecem, não há desculpa para não se exercitar, exceto preguiça e falta de compromisso para melhorar nossas vidas. Você pode considerar fazer apenas duas pequenas caminhadas por dia, como parte de sua rotina, e isto de fará feliz. Comece com apenas 15 minutos por dia, mas comece.

Com todos os benefícios que o exercício físico oferece para a sua felicidade e a quantidade de tempo necessária para fazê-lo, você pode facilmente calcular o retorno de seu tempo investido no exercício.

> **Pratique a Conscientização**

Como eu afirmei no começo deste capítulo, precisamos aumentar nossos níveis de autoconsciência de tal forma que possamos nos separar de nossos pensamentos e emoções.

A meditação é a forma que utilizamos para aprofundar nossa atenção e consciência, refinando-os, e colocando-os para uso em nossas vidas. A conscientização é uma forma de meditação na qual você simplesmente se concentra em sua respiração, como uma espécie de âncora. Ela é derivada de uma antiga técnica Budista chamada de *Anapansati Yoga*. *Anapana* é a consciência da respiração natural entrando e saindo. Com apenas alguns minutos de prática, ela pode tornar sua mente mais feliz, calma e concentrada.

Sejamos claros; você não precisa seguir nenhuma religião específica para exercitar a consciência. Apesar de ser originária do Budismo, ela agora é uma técnica para melhorar seu bem-estar provada pela neurociência.

A técnica de *Mindfulness* (ou Atenção Plena) chegou ao mundo ocidental primeiramente por motivos terapêuticos. Em 1979, Jon Kabat-Zinn, um professor emérito do Centro de *Mindfulness* na Medicina, Saúde e Sociedade da Universidade de Massachusetts, desencadeou a aplicação de ideias e práticas de atenção plena na medicina. Ele começou um programa de tratamento para pessoas com doenças crônicas, chamado de Programa de Redução do Estresse baseado em *Mindfulness* (*Mindfulness-Based Stress Reduction* – ou MBSR).

A neurociência já provou que a prática de *Mindfulness* pode literalmente mudar sua estrutura cerebral. Sara Lazar, uma neurocientista da Escola de Medicina de Harvard, utilizou a tecnologia de ressonâncias magnéticas para visualizar estruturas cerebrais em maiores detalhes, para observar suas mudanças físicas internas enquanto uma pessoa realiza certas tarefas, como yoga e meditação.

Em um de seus estudos[17], ela abordou pessoas que nunca meditaram antes e as colocou no programa de redução de estresse (MSBR), onde elas faziam uma aula semanal e eram instruídas a realizar exercícios de atenção plena, incluindo exames corporais, yoga consciente e meditação sentada, todos os dias por 30 a 40 minutos. Lazar queria testar os efeitos positivos da meditação *mindfulness* no bem-estar psicológico dos participantes, bem como o alívio dos sintomas de diversos distúrbios, como ansiedade, depressão, distúrbios alimentares, insônia ou dor crônica.

Após oito semanas, ela descobriu que o volume cerebral aumentou no:

i. Hipocampo: uma estrutura em formato de cavalo marinho

---

[17]
https://www.ncbi.nlm.nih.gov/pmc/articles/PMC3004979/

responsável pelo aprendizado, armazenamento de memórias, orientação espacial e regulação de emoções.

ii. Junção temporoparietal: Área onde os lóbulos temporal e parietal se encontram, responsável pela empatia e a compaixão.

Por outro lado, o único lugar onde o volume cerebral diminuiu foi na amígdala, uma estrutura responsável por desencadear reações a ameaças, sejam elas reais ou percebidas.

Kelly McGonigal, psicóloga e autora do livro "Os Desafios à Força de Vontade", explica os benefícios da meditação: "Neurocientistas descobriram que quando nos obrigamos a sentar e instruímos nossos cérebros a meditar, ele não apenas aprende a meditar melhor, mas também desenvolve uma grande variedade de habilidades de autocontrole, como atenção, concentração, gerenciamento de estresse, controle de impulsos e autoconsciência. Outro estudo descobriu que a realização de oito semanas de meditação diária leva a um aumento em sua autoconsciência no dia a dia, bem como ao aumento de massa encefálica nas áreas correspondentes do cérebro. A meditação aumenta o fluxo sanguíneo para o córtex pré-frontal da mesma forma que levantar pesos aumenta o fluxo sanguíneo para os músculos. O cérebro parece se adaptar ao exercício da mesma forma que os músculos se adaptam, ficando maiores e mais rápidos para melhorar seu desempenho."

Tim Ferris, autor do best-seller "Ferramentas dos Titãs", também apresenta um podcast muito popular chamado *"The Tim Ferris Show"*. Ele já entrevistou mais de duzentas pessoas de diversos segmentos, como empresários, atletas, algumas da maiores mentes criativas do mundo, como Arnold Schwarzenegger, Jamie Foxx, Edward Norton, Tony Robbins, Maria Sharapova, Peter Thiel, Amanda Palmer, Malcolm Gladwell e muitos outros. Tim afirma categoricamente que um dos rituais diários mais comuns, seguidos por mais de 80% destes entrevistados, é a meditação: um padrão consistente desta prática isolada de estar consigo mesmo.

Ao menos que você estivesse se escondendo numa caverna por uma década ou mais, os benefícios das práticas de atenção plena são amplamente reconhecidos e utilizados por muitas pessoas produtivas em suas rotinas diárias. Espero já ter te convencido sobre os benefícios desta técnica. Vejamos agora como praticá-la e incorporá-la em nossas vidas.

O especialista em meditação através da atenção plena compara a prática da meditação com andar em uma corda: fácil de explicar, mas difícil de dominar. Ele então descreve os passos necessários para sua prática, como descritos abaixo[18].

Instruções para a Meditação:

- Sente-se confortavelmente, com sua coluna ereta, em uma cadeira ou de pernas cruzadas numa almofada.

- Feche seus olhos, respire algumas vezes e sinta os pontos de contato entre seu corpo e a cadeira/chão. Observe as sensações associadas ao sentar – pressão, calor, formigamento, vibração, etc.

- Gradualmente, tome consciência do processo de respiração. Preste atenção onde sente sua respiração mais claramente – seja nas narinas ou no movimento de seu abdômen.

- Permita que sua atenção permaneça na respiração (Não há necessidade de controlar sua respiração. Deixe-a ir e vir naturalmente).

- Sempre que sua mente vagar, gentilmente retorne à sensação de respiração.

[18] https://www.samharris.org/blog/item/how-to-meditate

- Enquanto se concentra em sua respiração, você perceberá que outras percepções e sensações começarão a aparecer: sons, sentimentos em seu corpo, emoções, etc. Simplesmente perceba estes fenômenos enquanto eles surgem em seu campo de atenção e, então, retorne à respiração.

- No momento em que perceber que está perdido em pensamentos, observe o próprio pensamento como um objeto de consciência. Volte então sua atenção à respiração – a quaisquer sons ou sensações que surgirem no momento.

- Continue desta forma até que possa meramente testemunhar todos os objetos da consciência – visões, sons, sensações, emoções e até mesmo os próprios pensamentos – enquanto surgem e desaparecem.

- Não caia.

Aqueles que são novatos na prática geralmente consideram útil ouvir instruções deste tipo em voz alta, na forma de meditação guiada.

Existem diversos aplicativos de meditação guiada disponíveis que podem ajudá-lo. Você precisa apenas procurá-los no Google.

➢ Atos Aleatórios de Bondade

> *"A melhor forma de animar a si mesmo é tentar animar outra pessoa."*
>
> *~ Mark Twain*

Vamos tentar entender isto com uma pequena história.

Um senhor andava pela praia até que cruzou com um menino jogando algo nas ondas. Ao observar mais de perto, o senhor pode ver que o menino estava jogando estrelas do mar encalhadas na praia de volta ao oceano.

"O que você está fazendo, menino?" Perguntou.

"Se as estrelas do mar ainda estiverem na praia quando o sol nascer, elas morrerão," o menino respondeu.

"Isto é ridículo. Existem milhares de milhas de praia e milhões de estrelas do mar. Não importa quantas você devolva ao mar; não fará diferença."

"Importa para esta aqui," disse o menino, enquanto jogava outra estrela do mar às ondas. "E importa para esta aqui."

Você pode já ter ouvido esta história, e sua mensagem é alta e clara. Apenas realize algum ato aleatório de bondade diariamente. Eles proporcionam felicidade instantânea.

Deixe-me compartilhar um exemplo pessoal. Outro dia, eu estava dirigindo pela manhã numa estrada deserta, quando percebi um homem caminhando com sacolas pesadas em suas mãos. Sua esposa estava carregando duas crianças pequenas no colo e mais uma caminhava junta a eles. Eles estavam acenando para os carros, tentando pedir carona até a estação de ônibus para que pudessem chegar ao seu destino.

De primeira, passei por eles pensando: por que eu deveria me envolver? Pensei que eles poderiam encontrar outra pessoa ou que estavam acostumados a andar. Mas, após dirigir por mais alguns metros, pensei que deveria ajudá-los. Retornei e ofereci-os uma carona. O tipo de alívio e felicidade que pude ver em seus rostos me proporcionou uma felicidade instantânea e me fez me sentir bem comigo mesmo.

Esta frase do grande Albert Einstein mostra como nossa felicidade melhora quando ajudamos outras pessoas. Ele disse: "*Do ponto de vista da vida, contudo, existe uma coisa que sabemos: que estamos aqui no interesse das outras pessoas – acima de tudo, daquelas de cujo sorriso e bem-estar depende a nossa própria felicidade, bem como das incontáveis almas desconhecidas, a cujo destino estamos ligados por um vínculo de solidariedade."*

*Cem vezes todos os dias lembro a mim mesmo que minha vida interior e exterior, depende dos trabalhos de outros homens, vivos ou mortos, e **que devo esforçar-me a fim de devolver na mesma medida que recebi**."*

Em sua vida diária, você pode realizar quantos atos aleatórios de bondade quanto desejar, talvez dizendo obrigado ou sendo gentil com seus colegas em suas interações. Você pode dizer algumas palavras otimistas a alguém que está se sentindo estressado e deprimido. Se estiver consciente disto, você encontrará muitas oportunidades para desenvolver este hábito durante seu dia.

Espalhe a bondade pelo mundo e ela retornará para você na forma de felicidade.

➢ Cerque-se de Pessoas Otimistas e Alegres

Devemos escolher nossas companhias cuidadosamente. Nosso ambiente nos define, e ele é contagioso. Devemos conscientemente descartar relacionamentos tóxicos que nos colocam para baixo. E devemos cultivar e nutrir relacionamentos que nos elevam.

Nossas associações possuem uma relação direta com nosso crescimento interno, nosso humor diário e bem-estar geral. Como disse Jim Rohn, *"Você é a média das cinco pessoas com quem passa mais tempo."* É imperativo que você passe um tempo de qualidade com sua família e amigos. Somos seres sociais e precisamos ter um senso de pertencimento.

Um forte sistema de apoio da família e amigos íntimos é necessário para podermos compartilhar todos os bons momentos. Além disto, é dentro deste sistema de suporte que podemos compartilhar nossos segredos. Eles também nos ajudam nos períodos difíceis, não apenas com o apoio emocional, mas também nos oferecendo uma visão completamente nova acerca de uma situação específica, além de novas ideias e soluções.

> *"Coisas boas acontecem em sua vida quando você se cerca de pessoas positivas."*
>
> *~ Roy Bennett*

Portanto, escolha passar mais tempo com pessoas que te ajudam em sua jornada e evite pessoas com uma visão negativa da vida e que não pretendem mudar.

Capítulo 6: Informações Principais

A autoconsciência é essencial para retomar o controle de sua mente. O caminho para a autoconsciência é se libertar de seus pensamentos e emoções.

Experimentar a felicidade consistentemente requer um profundo senso de consciência.

O seguintes hábitos irão ajudá-lo a se libertar de sua mente e a criar felicidade em sua vida pessoal:

- Seja **Grato**
- **Respire** profundamente
- **Exercite-se** regularmente
- **Esvazie sua cabeça** utilizando um diário
- Pratique a **Atenção Plena (Mindfulness)**
- **Cerque-se** de pessoas de qualidade
- Realize alguns **atos aleatórios de bondade** diariamente

A melhor parte é que você não precisa de muito tempo para incorporar estes hábitos em sua vida diária.

Presumindo que você é uma pessoa muito ocupada, caso possa separar pelo menos meia hora, você ainda conseguirá incorporar estes hábitos em sua rotina. Sendo mais específico, praticar a gratidão não deve levar mais de 2 minutos, seu diário pode ser feito em 5 minutos, os exercícios de respiração e atenção plena podem ser feitos em menos de 15 minutos. Você pode fazer exercícios intensivos de 10 minutos todos os dias e adicionar um pouco mais de tempo no fim de semana.

Mais meia hora adicional pode ser gerada dormindo e, assim, acordando 30 minutos mais cedo. Talvez você possa diminuir um pouco a duração de outras atividades que tomam seu tempo pela manhã ou à noite.

Mesmo com apenas meia hora de prática regular, você começará a perceber os benefícios na forma de uma maior autoconsciência, redução do estresse e mais calma e alegria em sua vida em poucas semanas.

Capítulo 7: Hábitos para Alcançar a Felicidade Profissional

****

"As pessoas raramente conseguem, a menos que se divirtam com o que estão fazendo."

~ Dale Carnegie

O trabalho é a parte mais integral de nossas vidas. Passamos de 8 a 12 horas do dia trabalhando, e mais algumas horas pensando sobre o trabalho. O tempo passado no trabalho pode ser uma fonte de realização e conquista ou, para alguns, pode ser a causa de ansiedade, preocupação e até mesmo depressão. Na maioria das vezes, isto depende de como enxergamos nosso trabalho.

Martin Seligman fala sobre três tipos de 'orientações' de trabalho: **emprego, carreira e vocação.** Como ele afirma, **você tem um emprego apenas pelo salário.** Assina o ponto e recebe seu dinheiro. Você tem uma **carreira para desfrutar das vantagens de seus avanços** e dominar um determinado nicho. Uma **vocação**, por outro lado, é um **compromisso apaixonado pelo trabalho**.

Qualquer trabalho pode ser tornar uma vocação e qualquer vocação pode se tornar um trabalho.

Um médico que vê seu trabalho como um Emprego e está simplesmente interessado em ter uma boa renda não possui uma Vocação, enquanto um gari, que vê seu trabalho como uma forma de tornar o mundo um lugar mais limpo e saudável, pode ter uma Vocação.

Nosso trabalho cria nossas identidades. A maioria das pessoas trabalha com outras pessoas. Eu diria que 99% da população trabalha interagindo diretamente com outras pessoas, com a exceção de algumas categorias de pessoas, como escritores, pintores, etc., cujo trabalho não requer interação com o resto do mundo.

Agora discutiremos a maioria. Quando nossos trabalhos e carreiras profissionais englobam mais da metade de nossa vida diária (1/3 de nosso tempo serve para dormir e descansar), se torna importante dominar a arte da felicidade no trabalho e também lidar com o mundo exterior. Nesta seção, falaremos sobre quais hábitos nos ajudarão a criar felicidade em nossos trabalhos.

> ➤ **Seja Pontual**

Chegar no horário, ou até mesmo antes dele, nos permite refletir e responder, em vez de reagir, a varias situações que podemos encontrar em nossas vidas. Quer você seja um empreendedor ou empregado, você deve sempre buscar chegar em seu trabalho alguns minutos antes da hora e começar seu dia de trabalho com o pé direito.

> *"Perca uma hora pela manhã e ficará procurando-a o dia inteiro."*
>
> *— Richard Whately*

Um trabalho bem iniciado é metade do caminho. Se começar seu dia cedo, você tirará vantagem de um bom começo em um ambiente com menos distrações e focado na atividade. Isto mantém o estresse sob controle, pois você está sendo proativo e aceitando os desafios, em vez de ser dominado pelo seu trabalho.

Chegar ao escritório na hora certa ou participar de uma reunião importante te proporciona um senso de autoconfiança e compromisso com seu trabalho. Ser pontual te ajuda a se ater ao plano e entregar seu melhor.

Seja pontual em seu ambiente de trabalho e chegue no horário em suas reuniões e em todas as demais ocasiões.

➤ Comece bem suas Comunicações

Em qualquer interação, nosso comportamento é influenciado pelo que somos expostos primeiro. Os psicólogos chamam isto de "preparação".

Pesquisas mostram que a forma que começamos uma conversa prevê como ela se dará. Se uma conversa começa de forma negativa, tende a continuar negativa. Comece suas conversas de forma positiva e você as terá preparado para serem incríveis.

"Toda palavra que dizemos em nosso dia conta, especialmente no começo de cada nova interação."

~ Michelle Gielan

Michelle Gielan, em seu livro *"Broadcasting Happiness"*, explica o conceito de Começo Poderoso (Power Lead). *"Um começo poderoso é forma positiva, otimista e inspiradora de iniciar uma conversa ou qualquer outro tipo de comunicação, definindo o tom do roteiro social a ser seguido."*

O começo poderoso é um dos passos mais cruciais para a motivação de uma equipe, para que você possa ser conectar com colegas mais profundamente ou para preparar o terreno para altos níveis de criatividade, pois isto ajuda nosso cérebro a se concentrar nas áreas produtoras de crescimento. Já que **os humanos se socializam para imitar uns aos outros**, as pessoas com quem você está se conectando com frequência geralmente reproduzem a natureza positiva de um começo positivo, enquanto vocês continuam a se conectar.

Aqui estão alguns exemplos de começos poderosos em diferentes situações:

Reuniões: Comece uma reunião com cinco minutos de gratidão ou histórias positivas sobre o progresso que você e seu time fizeram.

Pais: Quando ver seu(s) filho(s) após a escola (ou algum esporte/atividade), comece perguntando qual foi a melhor parte de seu dia.

E-mail: Comece seus e-mails com um simples, *"Olá NOME! Espero que esteja tudo bem com você!"*, só então comece a falar sobre o que precisa discutir.

➤ **Pratique o Fluxo Regularmente**

Você deve tentar entrar num estado de fluxo diariamente.

Existem alguns requisitos para entrar em um estado de fluxo:

- Passe de duas a três horas em um ambiente livre de distrações. Geralmente, é melhor escolher o período da manhã, enquanto você está cheio de energia e disposição para lidar com tarefas desafiadoras. Coloque seu telefone no silencioso e tente evitar ao máximo as distrações. A maioria das pessoas não pode controlar as distrações em seu ambiente de trabalho, logo, a melhor opção seria começar a trabalhar em seus projetos importantes um pouco mais cedo, antes das outras pessoas chegarem ao escritório.

- Você precisa aumentar a intensidade de sua concentração no trabalho e não deixar nada tentar atrapalhá-lo.

- O trabalho que você está fazendo deve estar um pouco além de suas capacidades atuais, para que você se sinta desafiado a conclui-lo. Lembre-se, seres humanos amam crescer, e desafios proporcionam este crescimento.

Como você já aprendeu com Mihaly Csikszentmihalyi, autora de "Fluir - A

Psicologia Da Experiência Óptima", o estado ideal da experiência humana é encontrado quando nos envolvemos em atividades que nos expandem, de tal forma que os desafios correspondem às nossas habilidades. O excesso de desafios leva à ansiedade e a falta de desafios gera o tédio. Então você deve encontrar a combinação certa para alcançar um estado de fluxo. Busque alcançar o fluxo diariamente, e você será exposto a felicidade em seu ambiente de trabalho com mais frequência.

➢ Desconecte-se Completamente

Trabalho, trabalho e mais trabalho leva não apenas ao cansaço crônico, mas também nos torna mais unidimensionais em nosso pensamento. Acabamos por perder momentos que poderíamos ter passado com a família e amigos. É importante encontrar um hobby ou uma causa que você possa se envolver e reservar um tempo para isto.

Você está separando tanto tempo para descansar quanto para suas fases "concentradas"? Lembre-se que não se trata de muito trabalho, mas de pouco tempo para recuperação. Jim Loehr, um psicólogo, em seu livro chamado *Toughness Training for Life,* enfatiza esta fórmula: É importante entender que raramente apenas o volume de estresse nos derrota; Com muito mais frequência, o agente da derrota é a falta de recuperação após o estresse. **Muito estresse requer muita recuperação**. Seu objetivo, em termos de resistência, portanto, é ser capaz de gerar poderosas ondas de estresse, seguidas por ondas igualmente poderosas de recuperação. Logo, aqui está um dos princípios essenciais do treinamento de resistência: trabalhe duro. Recupere-se da mesma forma.

Da perspectiva do treinamento, a recuperação do mesmo deve receber tanta atenção quanto seu estresse. Infelizmente, este é raramente o caso. Ele coloca desta forma: *"Precisamente, o estresse é um estímulo para o crescimento. A recuperação é o momento onde você cresce."* Portanto, lembre-se de se desconectar completamente do trabalho; concentre-se na recuperação.

Pratique um esporte. Se envolva em causas sociais, como a educação de crianças menos favorecidas. Isto irá revitalizá-lo quando retornar ao trabalho e tornará sua vida mais gratificante em todos os níveis.

> ➤ **Seja Receptivo a Críticas e Sugestões**

Um estudo[19] de 1997 em 31 gerentes do setor público, realizado pelos pesquisadores Gerald

---

[19] https://www.strategy-

Olivero, K. Denise Bane e Richard E. Kopelman descobriu que apenas a realização de um programa de treinamento melhorou a produtividade em 28%, mas a adição de outros treinamentos aumentou a produtividade em 88%. Portanto, em vez de se tornar defensivo, você deveria receber as críticas de forma construtiva e enxergar a pessoa que está te criticando como um benfeitor que quer te ajudar a melhorar e crescer. Ao mesmo tempo, devemos aprender a filtrar as críticas de pessoas que estão apenas tentando nos desmoralizar. Se você mudar sua atitude e se tornar mais receptivo ao feedback sobre seu desempenho, é apenas uma questão de tempo; você começará a dominar seu trabalho e adentrar no estado de fluxo com mais frequência.

➢ Crie uma Extensiva Rede de Contatos

Como alguém já disse, "Sua rede de contatos é seu patrimônio líquido". Pessoas que criam uma rede de contatos ao seu redor seguem gerando novas oportunidade de negócios, enquanto as demais continuam trabalhando para elas.

Robert Kiyosaki, autor de "Pai Rico, Pai Pobre", disse, *"As pessoas mais ricas do*

---

mundo constroem redes, e todas as outras procuram emprego!" Todo o universo funciona através do princípio da interdependência (não independência). Sozinho, você pode trabalhar apenas por um período de tempo. Mas se você criar uma rede de contatos e colaborar com outras pessoas, você pode multiplicar seu conhecimento, experiência e habilidades, resultando numa melhor performance e resultados.

Interesse-se genuinamente pelas pessoas online e offline. Sucesso na carreira tem tudo a ver com relacionamentos, relacionamentos, relacionamentos. Quanto mais conectado você é, melhor o suporte que receberá a cada passo de sua carreira.

Veja como tornar a rede de contatos parte de seus hábitos profissionais:

- Enquanto estiver no trabalho, tente encontrar alguns minutos todos os dias para interagir com pessoas de diferentes departamentos e equipes (não afetando seu desempenho, claro).

- Participe de convenções ou seminários relacionados ao seu trabalho e crie laços.

- Ofereça-se para trabalhar em grupos e equipes, para que você tenha a chance de se expor a um grupo diferente de pessoas regularmente.

> ## ➢ **Concentre-se em Ajudar Outras Pessoas**

No mundo "moderno", nos tornamos tão transacionais em nossos relacionamentos que a alegria de se doar ou ajudar outra pessoa, sem a expectativa de nada em retorno, está sendo jogada no lixo. Encontramos nossa felicidade na de outras pessoas. Doe felicidade e receberá a sua própria.

Portanto, a próxima vez que fizer algo bom para ajudar outra pessoa, faça-o apenas para ser um melhor ser humano. A chave é não se tornar orgulhoso e ter um ego inflado, mas fazer o bem porque esta é a coisa certa a se fazer.

Em vez de ficar se gabando pelo bem que fez para outras pessoas, lembre-se do bem que outras pessoas fizeram a você, e não espere nada em troca. É sempre bom se doar, sem expectativas, da mesma forma que fomos recipientes de tantas coisas boas na vida.

Capítulo 7: Informações Principais

Uma grande parte de nosso dia é ocupada pelo trabalho e, de fato, nosso trabalho define nossa identidade no mundo. Dependendo da forma que realizamos nosso trabalho, conseguimos enxerga-lo apenas 'emprego', 'carreira' ou até mesmo 'vocação'.

Para criar felicidade enquanto trabalha, sozinho ou com outras pessoas, você deve incorporar os seguintes hábitos em sua vida diária:

- Seja **pontual** no trabalho ou em reuniões com outras pessoas.
- **Comece positivamente suas comunicações.**
- Adentre um **estado de fluxo** diariamente.
- **Desconecte-se completamente.**
- **Seja receptível a críticas/sugestões.**
- Crie uma **rede de contatos.**
- Concentre-se em **ajudar outras pessoas.**

Capítulo 8: Hábitos Para Manter Relacionamentos Mais Felizes

"Você não precisa de muitas pessoas para ser feliz. Apenas aqueles poucos que realmente apreciam você por quem você é."

~ Wiz Khalifa

Solidificar conexões com a família, amigos e pessoas de pensamento parecido é uma das formas mais certas de encontrar a felicidade duradoura. Apesar da tecnologia oferecer diversas vantagens e te permitir se conectar com milhões de pessoas através da internet, é a conexão pessoal que realmente importa.

A tecnologia não consegue provocar a emoção da felicidade, alegria ou o nível de empatia que pode ser expressado ou recebido em um encontro para tomar um café. Você consegue experimentar o amor de uma criança pelo Skype com a mesma intimidade? Claro que não.

A tecnologia pode definitivamente servir como complemento e facilitar um pouco nossas vidas. Se você está longe de sua família e não possui uma forma de contatá-los, como telefone ou a chamada de vídeo, ter de esperar três dias para que sua carta chegue até eles é algo impensável. Precisamos da tecnologia, mas não podemos usá-la para substituir nossas conexões físicas. Beber alguns drinks ou tomar um café e rir juntos por horas nunca será o mesmo que ter 300 amigos online no Facebook.

No capítulo anterior, aprendemos como as conexões e o sentimento de pertencimento são os fatores mais importantes para a felicidade duradoura. Nesta seção, discutiremos sobre a nutrição destes relacionamentos pessoais com nossa família, amigos e entes queridos, utilizando alguns bons hábitos.

➢ **Passem Tempo de Qualidade Juntos**

Bronnie Ware, uma enfermeira Australiana, passou muitos anos trabalhando em cuidados paliativos, cuidando de pacientes em suas últimas duas semanas de vida. Ela registrou as realizações de seus pacientes em seu leito de morte no livro chamado "Antes de Partir". Não manter contato com os amigos foi um dos cinco principais arrependimentos destes pacientes.

Diversos estudos conduzidos comprovaram que passar algum tempo de qualidade com amigos e família faz uma grande diferença no aumento de nosso quociente de felicidade. De acordo com o professor de Harvard Daniel Gilbert, "Somos felizes quando temos família e somos felizes quando temos amigos. E quase todas as outras coisas que nós pensamos que traz felicidade só são formas de conseguir mais família e amigos[20]".

George E. Vaillant, psicanalista, psiquiatra e professor na Universidade de Harvard, dirigiu um estudo de 72 anos acerca da vida de 268 homens. Durante seu estudo, ele observou que a única coisa que realmente importa em nossas vidas são nossos relacionamentos com outras pessoas.

Um grande exemplo da ligação entre as conexões pessoais de uma pessoa e sua felicidade em geral é o relacionamento entre irmãos. Incríveis 93% dos homens que estavam em um estado de espírito muito feliz aos 65 anos mantinham um relacionamento próximo com um irmão quando eram mais jovens.

---

[20] https://www.yourefirednh.com/why-its-important-to-spend-more-time-with-friends-and-family/

> ### Aprendam algo novo e Façam Coisas Juntos

Aprender coisas novas pode ser muito divertido, incentiva a proximidade e nos permite passar um tempo de qualidade com nossos entes queridos. Exemplos disto são a dança, pilates, yoga e esportes, entre outros. Passar um tempo de qualidade com sua família e amigos não é apenas algo inestimável, mas também uma ótima maneira de fortalecer laços.

Existem tantas coisas que vocês podem fazer, tais como jogar jogos de tabuleiro, assistir filmes, jogar boliche, jogar beisebol, entre outras. Também devemos surpreender uns aos outros de vez em quando, por exemplo, levando as crianças ao parque, levando seu esposo(a) numa viagem surpresa, ou escrevendo-lhes uma carta de amor (coisa tão rara na era digital, mas tão pessoal e amorosa para seu companheiro(a)).

> ### Sejam Presentes e Honestos Uns Com os Outros

Todos cometemos erros, e isto é algo esperado. Mas devemos ter a confiança de que podemos compartilhar nossos fracassos e medos com um amigo e saber que eles não irão nos julgar ou atacar. Afinal, todos fazemos coisas das quais não nos orgulhamos, ou pior, nos envergonhamos. Nestes momentos, nós certamente não precisamos ouvir o quão patéticos somos e sobre nossa falta de ética.

Ter um amigo que nos ajuda a perceber nossos erros, sem nos julgar, é uma valiosa bênção. Ele pode nos ajudar a aceitar nosso conflito interno, que surge quando fazemos algo que não é esperado de nós. Quando precisamos resolver um problema ou precisamos de ajuda para melhorar nosso comportamento, necessitamos de uma avaliação amorosa, objetiva e honesta de alguém de fora da situação.

Ter a capacidade de passar por este processo com alguém que não nos julgará é inestimável. Todos nós merecemos ter um amigo que nos ajuda a crescer como pessoa e a gerenciar melhor nosso estresse. E, como tudo isto é feito com amor e preocupação genuínas, reforça ainda mais o vínculo entre os dois amigos.

➤ Apreciem Uns Aos Outros e Sejam Gratos

Como mencionado anteriormente, a gratidão é o que torna a vida digna de ser vivida. Sem gratidão, é virtualmente impossível atrair abundância e felicidade para nossas vidas.

Todos somos únicos. Deus nos deu talentos únicos e todos possuímos boas qualidades. Em vez de criticarmos uns aos outros e buscarmos falhas, devemos encorajar e apreciar as qualidades positivas de outras pessoas. Claro, como mencionei anteriormente, devemos oferecer sugestões construtivas para ajudar a outra pessoa. Isto é verdade em nossa vida pessoal, bem como em nossa vida profissional. A chave é fornecer feedback diretamente ao recipiente, após termos desenvolvido algum nível de relacionamento e conforto.

Alternativamente, o feedback pode ser comunicado para a pessoa através de alguém que ele/ela esteja confortável. Tome cuidado: não ofereça conselhos a alguém que não é receptivo a feedback; pode acabar dando errado. Em vez de procurar falhas nos outros, devemos procurar as falhas em nós mesmos. Quando estamos constantemente criticando outras pessoas, a jornada para a autodescoberta e o auto aperfeiçoamento é interrompida.

Por exemplo, se estamos dirigindo, é importante nos concentrarmos na direção, para que possamos navegar pela estrada à nossa frente. Contudo, em vez disto, começamos a nos focar na forma em que os outros estão dirigindo e esquecemos de nós mesmos. Para fazer isto, temos de parar de dirigir completamente, o que não é possível, pois precisamos seguir a estrada. Neste caso, é apenas uma questão de tempo antes de sofrermos um acidente.

O mesmo se aplica à vida – precisamos continuar vivendo. Contudo, se tudo que fazemos é nos concentrar nas falhas alheias, sem nos esforçarmos para alcançar nosso crescimento interno, certamente sofreremos diversos acidentes na estrada da vida. Então, por que não nos concentramos em melhorar a nós mesmos?

➤ Não Julgue os Outros

Se não estamos numa posição de autoridade ou responsabilidade, onde somos responsáveis pelo crescimento de uma pessoa, como um pai/mãe, não devemos julgar a outra pessoa.

Mesmo quando orientando ou aconselhando, digamos, uma criança, devemos assumir a posição de mentor, não de juiz. Devemos exercitar o controle e incorporar valores, enquanto dando a quantidade certa de liberdade para que a criança cometa seus erros e aprenda com eles. Ninguém nunca aprendeu a correr sem primeiro andar e cair algumas vezes. Deixe-os perguntar.

Quanto aos relacionamentos onde não temos autoridade, é melhor deixá-los de lado e não sair do nosso caminho para procurar falhas. É melhor julgarmos a nós mesmos, para que possamos melhorar e crescer, pois nós somos as únicas pessoas sobre as quais temos algum grau de controle.

Deixe as decepções e ressentimentos de lado. Guardar rancor ou ódio não fere a outra pessoa, mas sim, nos impede de crescer e evoluir como seres humanos. Acabamos por machucar a nós mesmos e ninguém mais.

A vida não é sempre justa! Quando deixamos algo de lado, podemos ver o mundo com uma nova luz e uma nova perspectiva, em vez das teias de aranha que o ressentimento coloca em nossos olhos. Quando sentimos ódio de alguém, devemos nos lembrar das diversas vezes em que ofendemos alguém com nossos pensamentos, discursos e ações e fomos perdoados!

O perdão quebra o ciclo de ação e reação e leva a uma mente mais calma e a um mundo melhor. É essencial cultivar este hábito para o nosso crescimento pessoal. Nenhum ser humano é perfeito, inclusive nós mesmos. As pessoas cometem erros; devemos mostrar a mesma misericórdia e perdão que esperamos das outras pessoas quando cometemos algum erro.

➤ **Mantenha Contato**

É realmente muito simples. Longe dos olhos pode muito bem significar longe do coração.

Se vocês vivem na mesma cidade, promovam um encontro regularmente, especialmente com familiares e amigos próximos, e criem relacionamentos verdadeiros. Se você vivem em cidades diferentes, é bom visitar um ao outro de vez em quando. Ou vocês podem sempre trocar mensagens. E claro, sempre temos as redes sociais para nos ajudar a manter contato, desde que elas não tomem o lugar de relacionamentos offline.

Que tal enviar uma carta de vez em quando, para dar aquele sentimento de nostalgia? Mas lembre-se, os dois precisam querer participar. No caso de um relacionamento unilateral, quando a outra pessoa não retribui os esforços, está na hora de se separar e seguir em frente. Devemos cultivar novas amizades e reavivar as antigas, isto quando a outra parte também está disposta a se esforçar para que o relacionamento dê certo.

Capítulo 8: Informações Principais

Solidificar conexões com a família, amigos e pessoas de pensamento parecido é uma das formas mais certas de encontrar a felicidade duradoura. Solidão e isolamento social levam a problemas de saúde física e mental.

Aqui estão algumas formas de trazer a felicidade ao fortalecer seu relacionamento com a família e os amigos:

- **Passem um tempo de qualidade** juntos.
- **Aprendam algo novo,** e façam isto juntos.
- Sejam **honestos** uns com os outros.
- **Apreciem** uns aos outros e sejam gratos.
- **Não julgue** os outros
- **Mantenham contato**.

Capítulo 9: 4 Pilares da Felicidade Incondicional

****

"Todo mundo quer viver no topo da montanha, mas toda a alegria e crescimento acontece enquanto você está escalando a montanha."

- Andy Rooney

A maioria das pessoas pensa que a felicidade é possível apenas com a ocorrência de certos eventos, não antes.

Você já deve ter ouvido afirmações como estas abaixo de outras pessoas ou pensado nisto você mesmo:

- Serei feliz quando tiver uma casa própria.
- Serei feliz quando dirigir um carro de luxo.
- Serei feliz quando encontrar o parceiro dos meus sonhos.
- Serei feliz quando tiver um milhão de dólares na conta.

- Serei feliz quando comprar a versão mais nova do iPhone.

O que estas frases tem em comum? Em todos os casos, nós associamos nossa felicidade ao acontecimento de algum evento ou a possessão material. Nós erroneamente achamos que, caso isto ou aquilo aconteça, não iremos desejar mais nada. Olhando para o futuro, achamos que estaremos totalmente satisfeitos uma vez que chegarmos lá. Mas não percebemos que, quando alcançamos o chamado destino da felicidade, começamos a ver outro destino da felicidade. É como uma miragem. Uma vez que você chega a um certo ponto, você começa a buscar algo além.

Aqui está o problema desta abordagem: é realmente maravilhoso buscar seus objetivos. Não há nada de errado com isto. Mas quando vinculamos nossa felicidade ao acontecimento de algum evento, nos colocamos em um círculo vicioso, onde estabelecemos condições para nossa felicidade.

O melhor cenário é (a) ficarmos empolgado e buscarmos atingir a meta, mas, ao mesmo tempo, (b) precisamos estar alegres durante a jornada.

Vamos entender nossas vidas utilizando a metáfora do carro. Quando você vai fazer uma longa viagem, você sabe que tem de continuar dirigindo o carro para chegar ao seu destino. Agora, enquanto dirige o carro, é escolha sua continuar reclamando sobre o tempo de duração da viagem, a qualidade das estradas ou outras circunstâncias externas. Ou, você pode simplesmente se concentrar em dirigir com um sorriso no rosto, acreditar em suas habilidades como motorista e ter fé de que você chegará ao seu destino se continuar dirigindo.

A vida é como uma jornada. A única diferença é que a jornada da vida leva alguns anos (não horas). Quando viajando, você sempre confia em suas habilidades como motorista e tem certeza de que chegará ao seu destino, apesar de saber que muitas pessoas que deixam suas casas com esta mesma certeza acabam se envolvendo em acidentes e perdendo suas vidas. Mas isto não o impede de dirigir, nem te torna alguém estressado ou apreensivo.

Mas não levamos nossa vida da mesma forma. Na jornada da vida, em vez de curtir os momentos de viagem e lidar com os problemas com um sorriso no rosto, continuamos nos preocupando o tempo todo com algo de errado acontecendo no caminho ou apenas ruminando sobre o que fizemos de errado no passado.

Também continuamos duvidando de nossas habilidades e não temos fé na vida. Achamos que apenas uma vez que alcançarmos o destino que criamos para nós mesmos (seja uma casa, carro, ou determinada quantia de dinheiro) é que nos tornaremos mais felizes. Mas não percebemos que haverão outros problemas em nosso caminho, os quais não podemos prever agora.

O que devemos fazer? Eu acredito que nosso objetivo deveria ser alcançar um nível incondicional de felicidade.

> *"Eu ainda estou determinada a ser alegre e feliz, em qualquer situação eu posso ser, porque eu também aprendi com a experiência que a maior parte de nossa felicidade ou miséria depende da nossa disposição, e não de nossas circunstâncias."*
>
> *~ Martha Washington*

A felicidade incondicional deve ser nosso objetivo principal pois, assim, você poderá controlá-la por conta própria. Você pode ser feliz aqui e agora. Você não precisa de grandes posses materiais ou de outras pessoas e outras condições para ser feliz. Você pode apenas escolher ser mais feliz naquele momento. Ser feliz não significa não ser sincero ou sério sobre seus objetivos; ser feliz aumenta suas chances de alcançá-los.

Estes são os quatro pilares que podem tornar sua felicidade incondicional:

1. Acreditar em si mesmo/em suas habilidades

Vamos começar pelo **modelo ABC** de Martin Seligman. Ele afirma que são suas crenças (ou *beliefs* - B) acerca da adversidade (A) – e não a adversidade em si – que causam os sentimentos subsequentes (ou *consequent feelings* – C). Em outras palavras, emoções não advêm inexoravelmente de eventos externos, mas do que você *pensa* sobre estes eventos e, de fato, você consegue mudar o que pensa.

Quaisquer que sejam as emoções de estresse e ansiedade que sentimos, elas se dão devido à nossa crença de que a situação se tornará adversa, não por conta da adversidade em si. Portanto, precisamos melhorar a qualidade de nossas crenças. A crença não é apenas uma parte vital de qualquer grande conquista; a crença é TUDO o que acontece antes mesmo de você dar o primeiro passo em qualquer direção.

Você não se comprometerá com qualquer ação até que tenha uma forte convicção de que é possível para você. Pegue qualquer exemplo em sua vida. Você não toma nenhuma atitude até que você acreditar na possibilidade de qualquer objetivo. Esta crença gera um profundo conhecimento de que o objetivo é alcançável para você – gerando uma sensação de certeza em sua mente.

Portanto, você precisa desenvolver uma forte crença em si mesmo e em suas habilidades. Você pode desenvolver qualquer crença pensando consistentemente a respeito e não escutando seus opositores.

> *"Basta acreditar em si mesmo. Mesmo se você não o fizer, finja que acredita e, em algum momento, você irá"*
>
> *~ Venus Williams*

Se você sabe que objetivos quer alcançar, e acredita em si mesmo e em sua habilidade de alcançar este objetivo, é apenas uma questão de tempo até que você conquiste o que deseja.

Portanto, uma forte crença em si mesmo estabelece bases sólidas para a chegada daquela felicidade que independe da ocorrência de nenhum evento.

2. Desenvolver uma Mentalidade de Crescimento

Outro fator importante que anda de mãos dadas com o desenvolvimento de uma forte crença é o desenvolvimento de uma mentalidade de crescimento. Carol Dweck, pesquisadora e psicóloga, define dois tipos de mentalidades:

- Mentalidade Fixa
- Mentalidade de Crescimento

Vamos entender o que estas são e como desenvolver uma mentalidade de crescimento.

Na **mentalidade fixa**, as pessoas acreditam que sua inteligência ou outras habilidades mentais são traços fixos e, portanto, não podem mudar. Estas pessoas acreditam que sua inteligência e talentos já estão escritos na pedra, em vez de trabalhar para melhorá-los. Elas também acreditam que apenas o talento leva ao sucesso, logo, um grande esforço não é necessário.

Uma pessoa de mentalidade fixa acredita que se algo for difícil e ele/ela precisa esforçar-se para conseguir, ele/ela não tem ou talento ou capacidade para aquilo. Ter de se esforçar é, por si só, um fracasso.

Em contrapartida, com uma **mentalidade de crescimento,** as pessoas possuem uma crença de que seu aprendizado e inteligência podem crescer com tempo e experiência.

Quando pessoas com tal mentalidade acreditam que podem se tornar mais inteligentes, elas percebem que seu esforço possui um efeito em seu sucesso, então elas trabalham mais duro, alcançando assim seu objetivo.

A boa notícia é que qualquer um pode desenvolver uma mentalidade de crescimento, graças ao poder da neuroplasticidade. Neuroplasticidade é a habilidade que seu cérebro tem de se reorganizar, fisicamente e funcionalmente, ao longo de sua vida, adaptando-se a mudanças em seu ambiente, comportamento, pensamento e emoções.

A ciência mostrou que mudanças neuroplásticas acontecem durante toda a nossa vida, independente de idade ou qualquer outro fator. Melhoras radicais nas funções cognitivas – como aprendemos, pensamos, percebemos e lembramos – são possíveis, mesmo em pessoas idosas. **Seu cérebro passa por mudanças físicas baseadas nas coisas repetidas que você faz e nas experiências que você tem.**

Se você quer desenvolver uma mentalidade de crescimento, a solução mais fácil é se associar ao tipo certo de pessoas, ir a eventos interessantes e expor sua mente para coisas novas consistentemente. A mentalidade de crescimento irá impulsionar sua crença de que pode aprender qualquer coisa em sua jornada para alcançar seus objetivos. Você considerará o fracasso como apenas mais um degrau para seu sucesso. A combinação de uma forte crença em si mesmo e uma mentalidade de crescimento o torna imune aos pensamentos negativos. Você apenas se concentra no que importa e isto o coloca num estado de fluxo.

3. Fé inabalável ou Certeza do Resultado

O que é a fé?

O dicionário diz que a Fé[21] é uma *"convicção intensa e persistente em algo abstrato"*.

O maior coach de estratégias do mundo, Tony Robbins, coloca isto de maneira diferente, como a "certeza do resultado" em sua mente quando você começa a trabalhar para alcançar seus objetivos. Ele afirma que nosso sucesso em qualquer situação depende do nível de certeza do resultado em nossas mentes, porque nosso pensamento acerca da certeza do resultado irá nos ajudar a produzir os tipos de ações necessárias para se chegar aos resultados.

---

[21] https://www.merriam-webster.com/dictionary/faith

> *"Suba o primeiro degrau com fé. Não é necessário que você veja toda a escada, apenas dê o primeiro passo."*
>
> *~ Martin Luther King, Jr.*

Além de uma forte crença em nossas habilidades e uma mentalidade de crescimento, precisamos desenvolver um profundo senso de fé na bondade de tudo que acontece em nossas vidas. Claro, isto não quer dizer que quando você tem fé na certeza do resultado esperado, você sempre alcançará o que deseja. Existem muitos fatores fora de seu controle que desempenham um papel significante, logo, apesar de seus esforços, você pode não conseguir o resultado desejado.

Mas os fracassos não o roubarão de sua felicidade, pois você já está equipado com sua mentalidade de crescimento. O fracasso te proporciona experiência e faz com que você desenvolva as habilidades necessárias para melhor lidar com a situação.

Ter fé significa que, mesmo que as coisas não aconteçam do jeito que você quer, você acredita no grande esquema das coisas – você acredita no desenrolar da vida em direção a um bem maior. Quando você tem fé, você acredita que as coisas não acontecem a você; mas para você.

"Lembre-se que não conseguir o que você quer é algumas vezes um grande lance de sorte."

~ Dalai Lama

4. Ações Consistentes

Com todas as três armas abaixo em nosso arsenal, não podemos deixar de agir constantemente em direção ao que desejamos.

Você sabe que não pode controlar seus genes ou circunstâncias, mas pode controlar suas ações. Você também percebe que não tem controle sobre tudo, então tem consciência de que sua felicidade não depende dos resultados. Sua felicidade advém de suas ações e de sua imersão nas atividades. Quando você realiza ações consistentes e massivas, você convida o fluxo para seu trabalho, e sua felicidade é criada através da imersão em suas ações.

Então em vez de esperar que o resultado te faça feliz, você imediatamente experimenta a felicidade em seu trabalho. E eu diria que todos ganham nesta situação. Porque se você tem alegria e entra no fluxo em tudo que faz, existem grandes chances de que a qualidade de seu trabalho será bem melhor que quando você está estressado.

A combinação destes quatro elementos não deixa espaço para o estresse no presente momento, pois, já que você possui uma mentalidade de crescimento, você não deixa de agir, logo, está sempre pronto para aprender e crescer. Você acredita em si mesmo e tem fé no desenrolar dos eventos.

No fim do dia, o objetivo da vida é alcançar nossos objetivos, pois o crescimento é uma necessidade de nosso espírito, mas, ao mesmo tempo, precisamos garantir não amarrar nossa felicidade momentânea à conquista destes objetivos.

Eleanor Roosevelt uma vez disse, *"Não pare de pensar na vida como uma aventura."* Se você vê a vida como uma aventura, você apreciará os desafios. Em vez de evitá-los, você os buscará.

Capítulo 9: Informações Principais

Nossa felicidade não deveria depender de eventos externos. Se você está preso a crenças como "serei feliz quando... (acontecer algum evento ou comprar algo)", você precisa REINICIAR suas crenças. As crenças desempenham um papel essencial no desenvolvimento da felicidade incondicional.

O **Modelo ABC** afirma que são nossas crenças (ou *beliefs* - B) sobre a adversidade – e não a adversidade (A) em si – que causam os sentimentos subsequentes (ou *consequent feelings* – C).

Se você quer desenvolver a felicidade incondicional em sua vida, independente de circunstâncias externas, aqui estão os **quatro pilares** que irão fortalecer sua base para isto.

- Fortalecimento de sua **crença** em si mesmo e em suas habilidades.

- Desenvolver uma **mentalidade de crescimento**: mude seu ambiente e use o poder da neuroplasticidade para desenvolver uma mentalidade de crescimento.

- **Fé** inabalável: Desenvolva um sentimento de certeza do resultado. Mesmo que as coisas não aconteçam da forma que você queria, acredite que existe algo melhor esperando por você.

- **Ações** consistentes: Agindo de forma consistente e massiva em direção aos seus objetivos, você constrói o engajamento e convida o 'fluxo' para seu trabalho, e isto te proporciona felicidade instantânea.

Conclusão

****

*"A felicidade não é algo
que você adia para o
futuro, é algo que você
projeta para o
presente."*

~ Jim Rohn

Parabéns! Você chegou ao final deste livro. A grande maioria dos leitores não termina o livro, mas você o fez, então merece um reconhecimento. Espero que esta tenha sido uma boa jornada e que você tenha com um sorriso no rosto enquanto lê esta última página do livro. Afinal de contas, eu estava tentando te ajudar a desenvolver um cérebro mais feliz.

Você leu e entendeu a psicologia e a neurociência da felicidade. Você agora sabe como se desvencilhar de seus pensamentos e emoções e como direcioná-los. Você também sabe quais hábitos são a base onde construímos o desenvolvimento da felicidade. Você descobriu hábitos simples, mas eficientes, que podem criar vias neurais em sua mente, e você agora será capaz de tomar melhores decisões e ações com seu cérebro mais feliz.

Você já sabe que nossos hábitos colocam nossas ações no modo automático e nos mantêm organizados. Uma pessoa desorganizada acha difícil honrar compromissos, mesmo algo básico como chegar no horário combinado. Em conclusão, nossos hábitos nos proporcionam um senso de disciplina e uma estrutura para gerenciar nossas vidas e nosso tempo.

Quando praticados consistentemente, eles trazem à tona o melhor de nós, nos fazendo utilizar nosso tempo de forma eficiente. Especialmente no mundo de hoje, o tempo é o nosso melhor aliado. Lembre-se, sua vida é feita de tempo.

Espero que você se comprometa a praticar pelo menos alguns destes hábitos todos os dias.

Como as pessoas dizem, conhecimento é poder, mas a verdade é que apenas obter o conhecimento não quer dizer nada. Conhecimento é poder em potencial. Ele se torna realmente poderoso quando impulsionado pelo poder da ação consistente.

Agora, exorto você a agir, a seguir os hábitos discutidos e a desenvolver um cérebro mais feliz. Tenho certeza de que eles lhe levarão a uma vida de abundância, alegria e felicidade duradoura.

Te desejo uma vida esplêndida, cheia de felicidade e realizações.

Sinceramente,

Som Bathla

Posso te pedir um favor?

Eu gostaria de te agradecer por ter tirado um tempo para ler este livro. Você poderia ter escolhido qualquer outro, mas escolheu o meu e te agradeço por isto.

Eu espero que esta tenha sido uma boa experiência de aprendizado para você e que você tenha aprendido algumas coisas que terão um impacto positivo em sua vida.

Eu agradeceria muito se você deixasse uma resenha do livro. Resenhas podem não importar para autores de renome; mas são de enorme ajuda para autores como eu, que não têm muitos seguidores.

Estas resenhas me ajudam a ganhar mais leitores, incentivando as pessoas a se arriscarem a ler meus livros. Em outras palavras, **resenhas são o sangue da vida de qualquer autor.**

Você pode postar sua resenha clicando no link abaixo.

Página de Resenhas do Livro "Desenvolva um Cérebro Mais Feliz" - Amazon

Levará apenas alguns minutos, mas me ajudará
bastante a alcançar mais pessoas. Então, por
favor, deixe sua resenha.

adequação a um fim específico. Nenhuma garantia pode ser criada ou estendida por materiais promocionais ou de vendas. Os conselhos aqui contidos podem não ser adequados para todos. Este trabalho é vendido com o entendimento de que o autor não está envolvido na prestação de aconselhamento ou serviço médico, jurídico ou outro serviços profissionais. Se for necessária assistência profissional, os serviços de um profissional competente devem ser procurados. O autor não se responsabiliza pelos danos daí decorrentes. O fato de um indivíduo, organização ou site ser referido neste trabalho como uma citação e/ou fonte potencial de informações adicionais não significa que o autor endossa as informações que o indivíduo, organização ou site pode fornecer ou recomendações que ele possa fazer. Além disso, os leitores devem estar cientes de que os sites listados neste trabalho podem ter mudado ou desaparecido entre o momento em que este trabalho foi escrito e quando foi lido.

A adesão a todas as leis e regulamentos aplicáveis, incluindo licenciamento profissional internacional, federal, estadual e local, práticas comerciais, publicidade e todos os outros aspectos dos negócios em qualquer jurisdição do mundo, é de responsabilidade exclusiva do comprador ou do leitor.